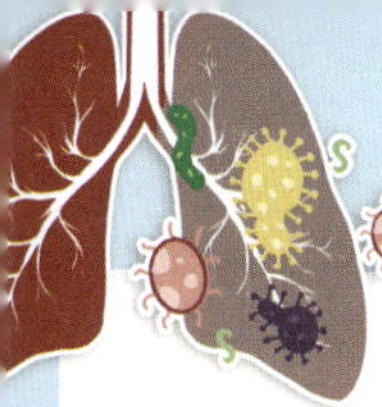

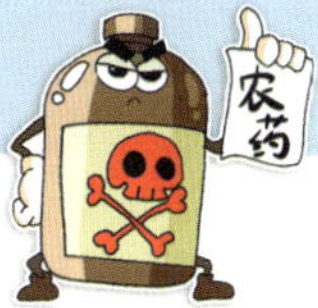

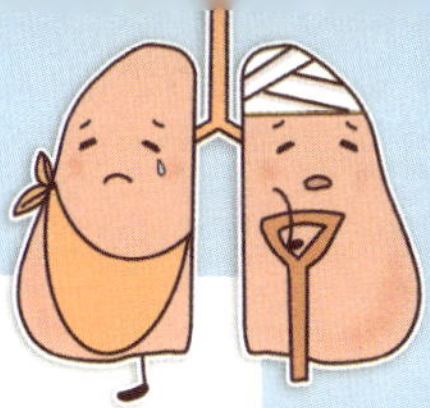

简单说

ICU的事儿，

主　编：葛　新　郎胜坤

副主编：徐颢庭　范美玲　王　燕

编　者：马豆豆　左　琴　蔡济民　姚　浩

宦陟榕　韩佳慧　贾　迪　周伍明

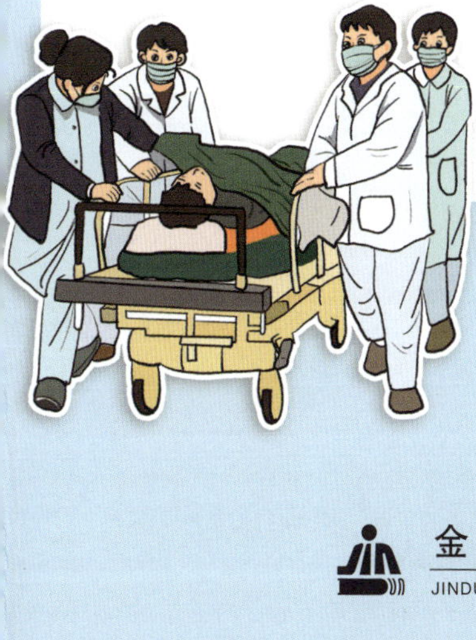

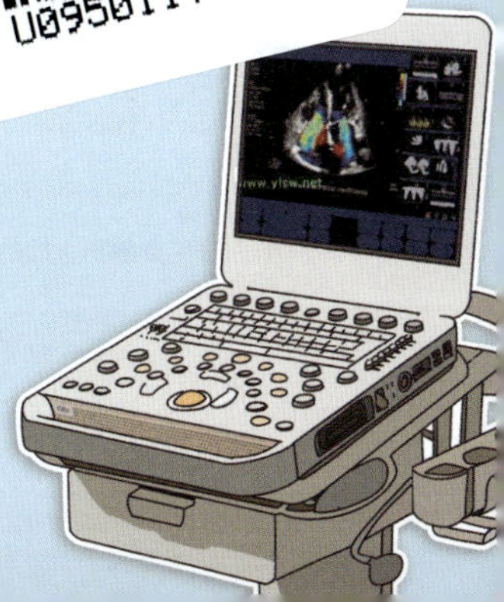

金盾出版社

JINDUN PUBLISHING HOUSE

图书在版编目（CIP）数据

ICU 的事儿，简单说 / 葛新，郎胜坤主编．-- 北京：金盾出版社，2024. 12. -- ISBN 978-7-5186-1848-4

Ⅰ. R459.7

中国国家版本馆 CIP 数据核字第 2024Q9D585 号

ICU 的事儿，简单说
ICU DE SHIR,JIANDAN SHUO
葛新　郎胜坤　主编

出版发行：	金盾出版社	开　　本：	787mm × 1092mm　1/32
地　　址：	北京市丰台区晓月中路 29 号	印　　张：	4.5
邮政编码：	100165	字　　数：	98 千字
电　　话：	（010）68276683	版　　次：	2024 年 12 月第 1 版
	（010）68214039	印　　次：	2024 年 12 月第 1 次印刷
印刷装订：	北京印刷集团有限责任公司	定　　价：	39.80 元
经　　销：	新华书店		

序一

在医学的浩瀚星空中，重症医学是一颗守护生命的璀璨星辰。然而，由于重症医学科（ICU）的特殊性与封闭性，许多患者因对 ICU 缺乏了解，在面临救治选择时陷入迷茫甚至抵触。《ICU 的事儿，简单说》一书的问世，恰似一道桥梁，连接了专业医生与公众认知，其意义深远，值得每一位关注生命健康的人细细品读。

全书结构清晰，兼顾历史纵深与实用指导。每一章节均以问题为导向，直击公众最关切的疑惑。书中对六大重症疾病（如脓毒症、ARDS、热射病等）的深入浅出讲解，不仅普及了疾病知识，更强调了“早识别、早干预”的救治原则。这种“防重于治”的理念，正是提升全民健康的关键。

作为重症医学医生，我深切体会到医患共识的重要性。ICU 的救治不仅是技术与设备的比拼，更是医患信任的共建。本书通过揭示 ICU 的运作逻辑，让家属理解“为何不能陪护”“为何需要约束”，从而减少误解，增强配合。这种“知情”基础上的“共情”，是优化医疗结局的基石。此外，书中对多学科协作诊疗模式的强调，亦为未来重症医学的发展指明了方向——唯有打破学科壁垒，整合资源，方能实现救治效率的最大化。

《ICU 的事儿，简单说》既是一部科普佳作，亦是一份人文关怀的宣言。它用科学驱散恐惧，用理解消弭隔阂，用合作缔造希望。期待本书能走进千家万户，成为公众认识重症医学的重要一课，更期盼医患携手，共同书写生命守护的新篇章。

中华医学会重症医学分会副主任委员

哈尔滨医科大学附属第一医院重症医学科

赵鸣雁

序 二

当亲人突遭重病、被送入重症医学科（ICU）的那一刻，许多家庭会陷入慌乱与无助。那道紧闭的门，仿佛隔开了两个世界，门内是医护人员与死神的博弈，门外是家属焦灼的等待与无数未解的疑问。《ICU 的事儿，简单说》正是为这样的时刻而生。它用温暖的笔触与生动的图画，揭开 ICU 的神秘面纱，告诉每一位读者这里不是生命的终点，而是重获新生的起点。

作为重症医学医生，我深知“理解”二字的分量。在 ICU 的日常中，家属的困惑常如迷雾般笼罩。很多母亲因孩子术后需要留置多条管路而焦虑不已。面对她们的不安，重症医生总要耐心讲解，科普相关知识才能让她知道原来每一条管路都是生命的通道，约束不是束缚，而是为了保护这些“生命线”。科普的力量让冰冷的医学术语化作温情的解释，让担忧转化为信任。当家属从“为何要这样做”到“我明白必须这样做”，医患之间便不再是单向的指令，而是基于理解的并肩同行。当家属理解了 ICU 的规则，医患之间便不再是“对立”，而是

"同盟"。当公众掌握了急救常识（如止血方法、中暑处理），许多悲剧或许就能避免。这本书，正是这样一座桥，它用科学与共情，将专业知识浇灌成普通人能触摸的答案，让每一个关乎生命的决定，都浸润着理性与温度。

《ICU 的事儿，简单说》不仅仅是一本书，更是一份沉甸甸的信任与托付。它告诉我们，医学的进步不仅依赖技术，更需要人心的贴近。愿每一位读者都能从中获得力量，在生命的至暗时刻，与医护并肩，为挚爱之人点燃希望的烛光。

江苏省医学会重症医学分会主任委员
苏北人民医院重症医学科
郑瑞强

ICU 的事儿，简单说

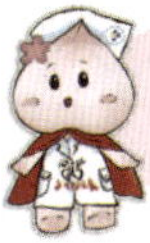

一、走近重症，ICU 没有那么可怕

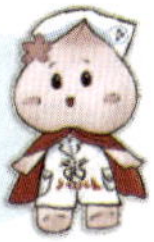

二、ICU 的疾病，咱简单说

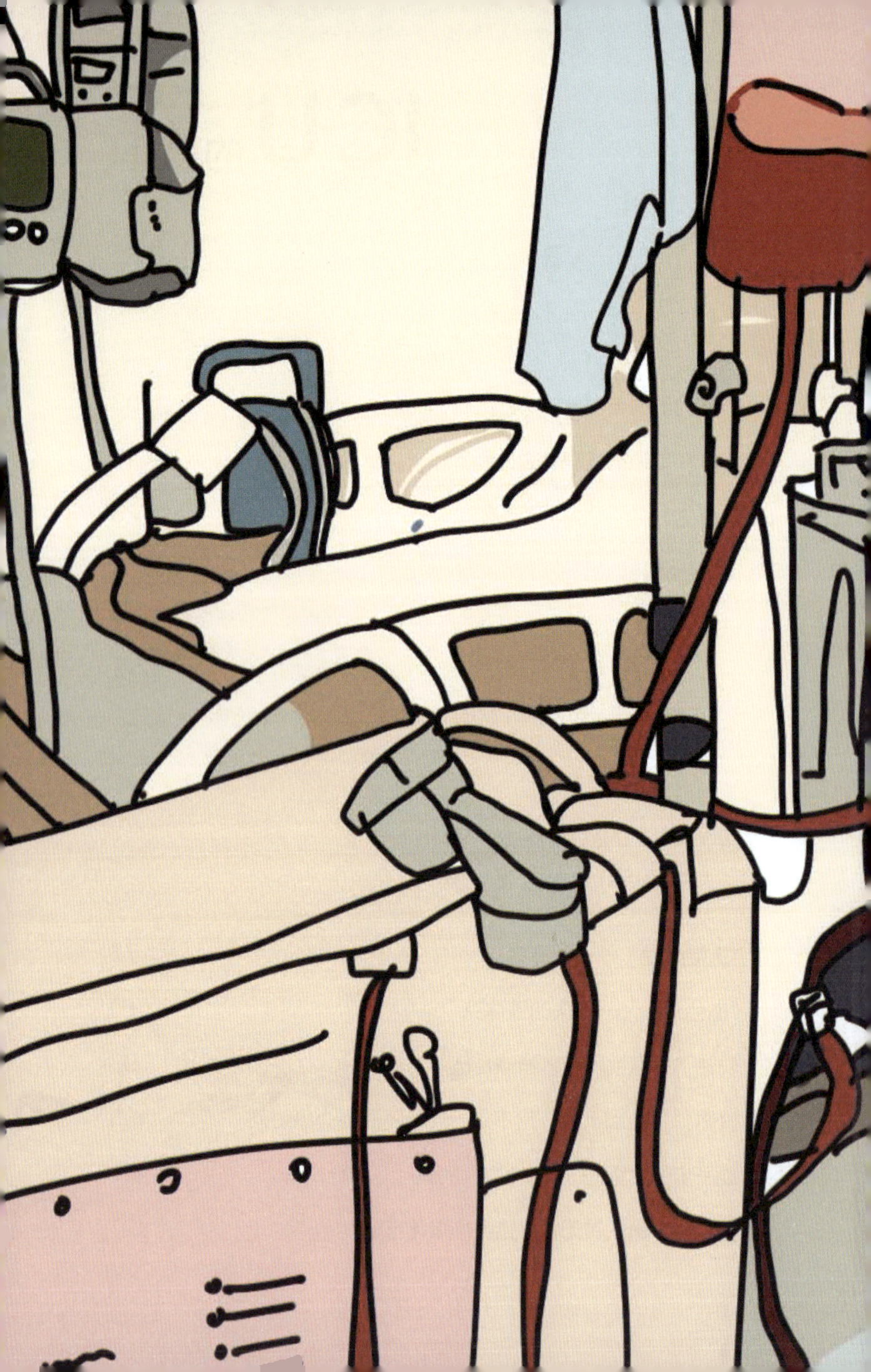

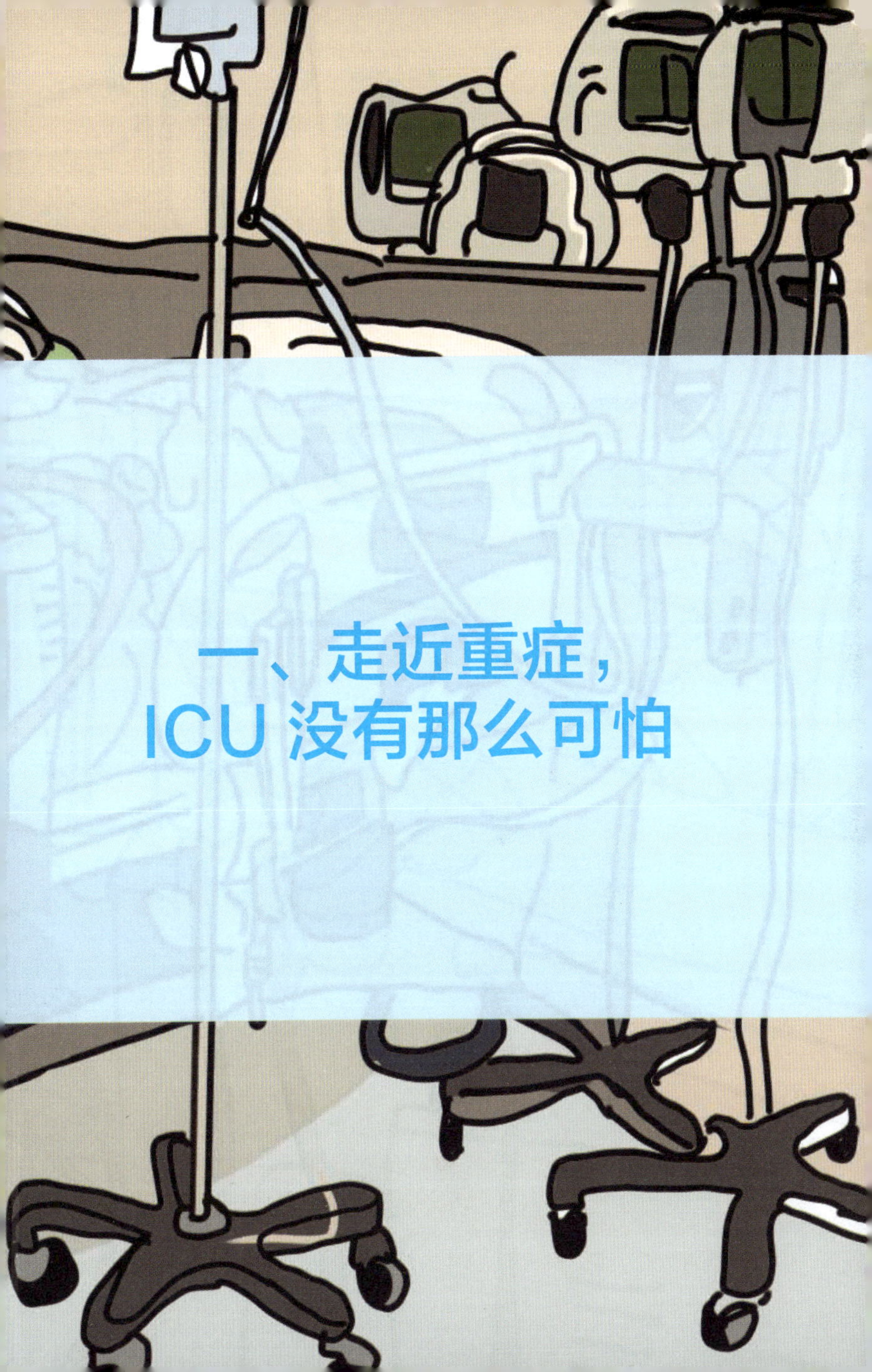

一、走近重症，ICU 没有那么可怕

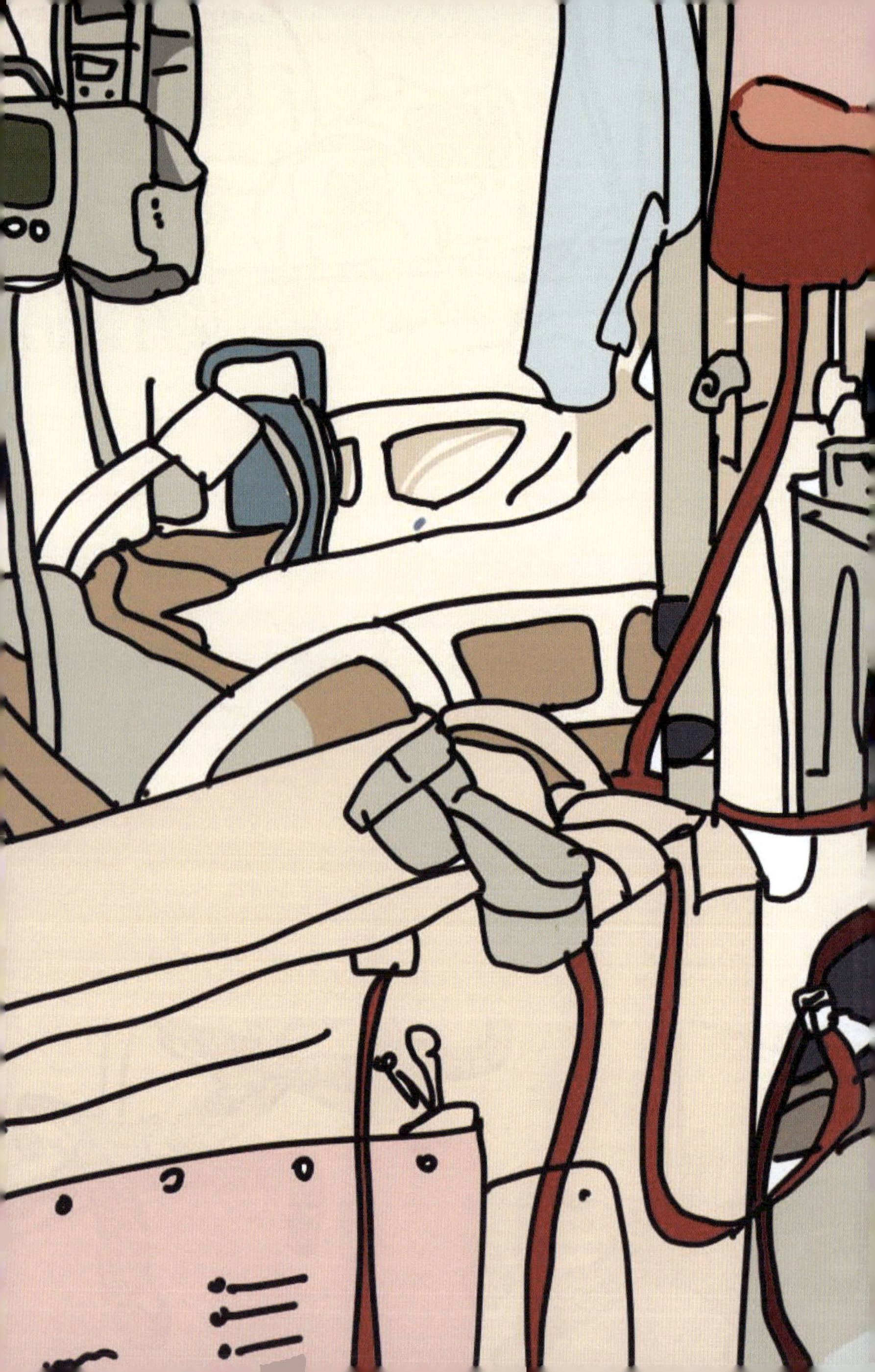

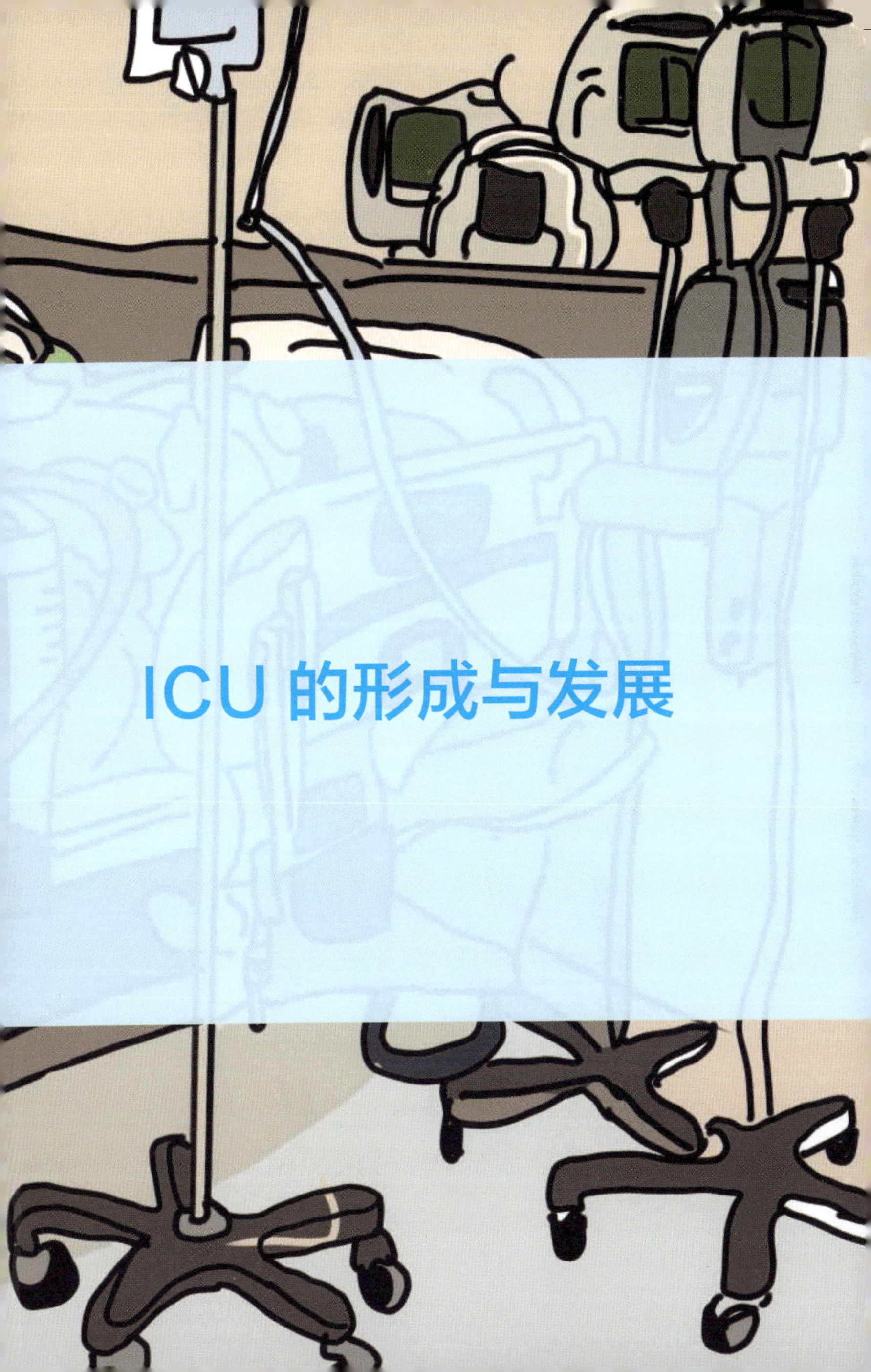

ICU 的形成与发展

医生，ICU 是什么啊？

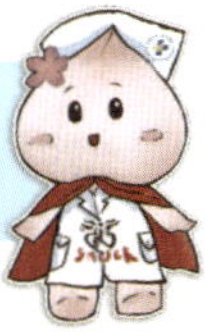

ICU 即重症加强监护病房（Intensive Care Unit），现在被称为重症医学科。

在 ICU 治疗、护理、康复均可同步进行，为重症或昏迷患者提供隔离场所和救治设备，提供最佳护理、综合治疗、医养结合、术后早期康复和关节护理运动治疗等服务。

重症医学科是随着医疗、护理、康复等专业的发展、新型医疗设备的诞生和医院管理体制的改革而出现的一种集现代化医疗、护理、康复技术为一体的医疗组织管理形式。

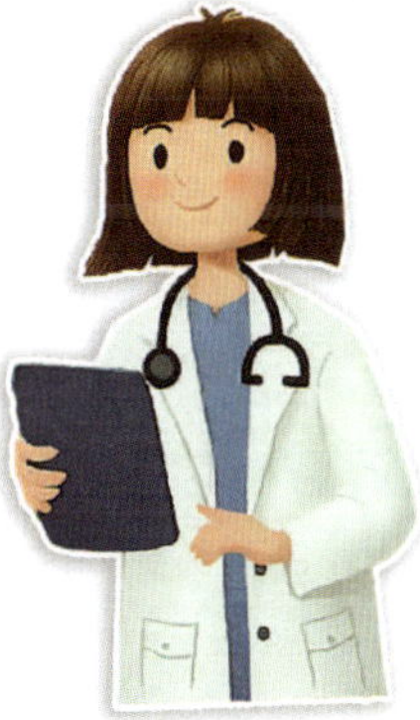

那 ICU 岂不是能救活很多人？

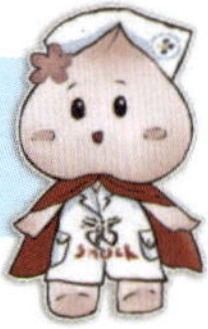

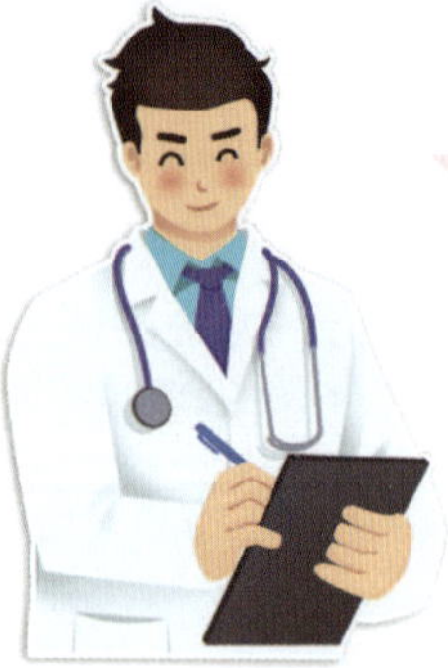

的确，ICU 的诞生直接推动了危重病医学的发展，其更关注患者在危重病状态时的特点和所面临的威胁及损害，使许多过去认为已无法救治的患者得以存活或延长其生存时间。

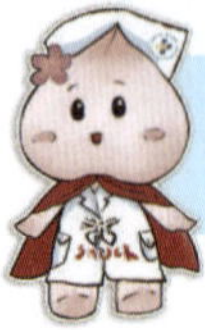

那 ICU 是怎么形成的呢？

1852 年，护理先驱南丁格尔在克里米亚战争期间，就把有希望救活的重伤员安置在最靠近护士站的地方，以加强巡视和便于及时救治，并主张把术后的患者安置在近手术室的小房间内，度过恢复期后再送回病房，这就是 ICU 的雏形。

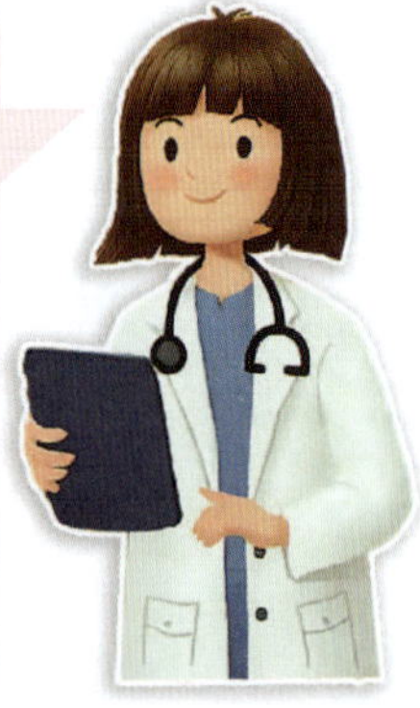

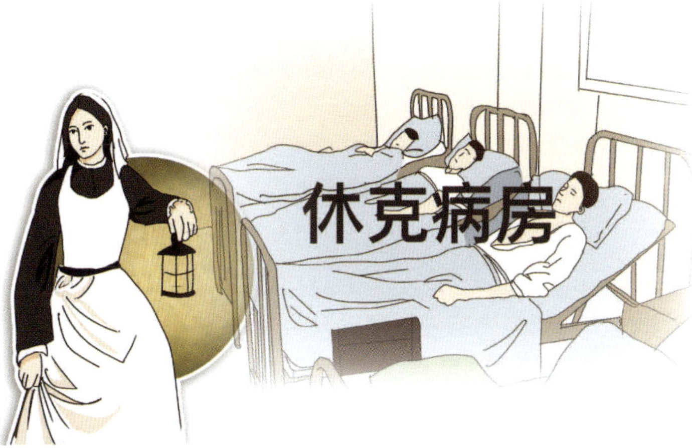

我找到“提灯女神”南丁格尔的这句话了“在小的乡村医院里，把病人安置在一间由手术室通出的小房间内，直至病人恢复或至少从手术的即时影响中解脱的情况已不鲜见”。

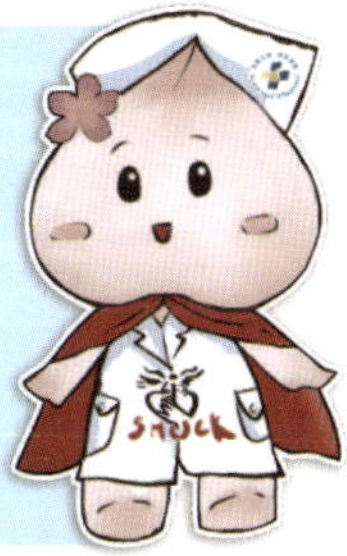

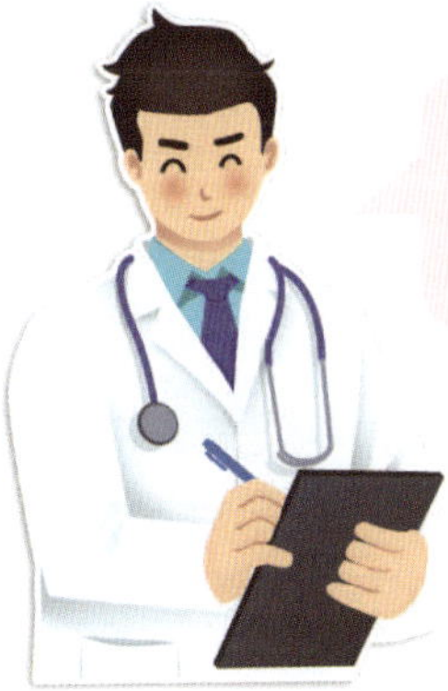

是的，这就是现阶段学者认为的 ICU 的“雏形”。

也就是说 ICU 是南丁格尔女士创立的喽？

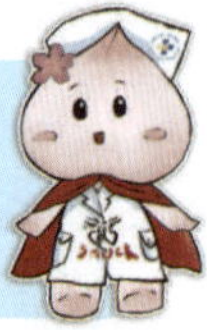

不能这么说，ICU 的形成与发展经历了时代的层层洗礼和先贤们的不断努力才有现在的样子，例如 1923 年 Dandy 在美国为脑外科病人开辟术后恢复室；1930 年 Kirschner 在德国创建手术恢复室与 ICU 混合型病房；第二次世界大战期间，在欧洲以及军队中逐步建立起创伤单位；1943 年建立休克病房；1942 年开辟烧伤病房以及 1945 年建立产后恢复室。都是在推进 ICU 的形成与完善。

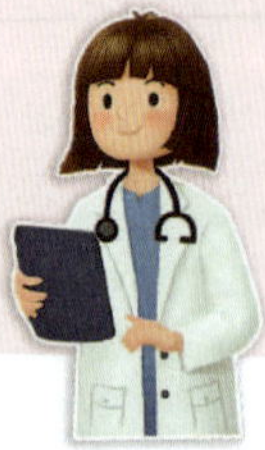

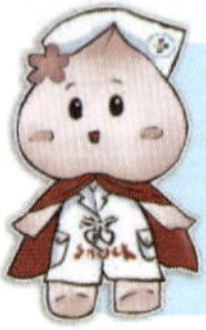

原来 ICU 的形成这么漫长啊！那什么时候才叫作 ICU 啊？

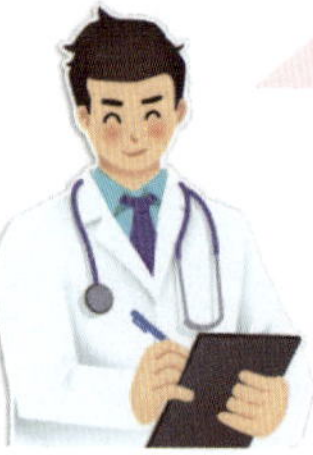

1952 年丹麦哥本哈根发生脊髓灰质炎大流行，那些并发呼吸衰竭的患者大量死亡，但是人工气道持续的手法通气及后期 Engström 呼吸器的应用，使病死率由 87% 下降至 40% 以下。

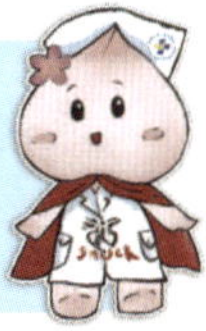

呼吸器？是我知道的那个“铁肺”呼吸机吗？

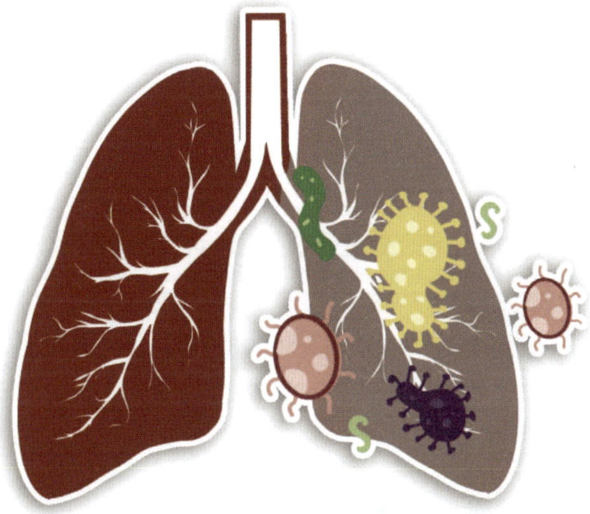

是的，“铁肺”的发明应用可是医学史上的里程碑呢。因为它的成功，促进多家医院相继开设了 ICU，并促进了危重病医学这一学科的崛起。

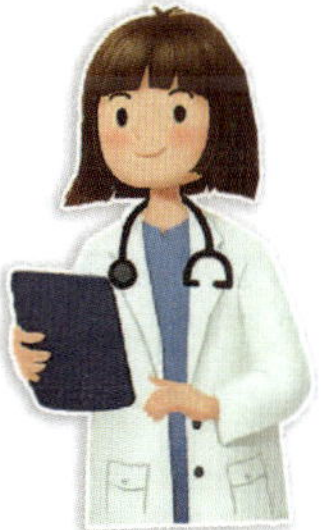

那我国的 ICU 是什么时候发展的？

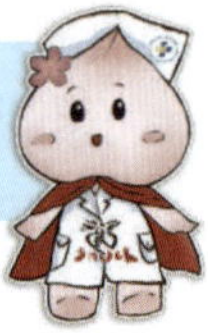

1970 年起，北京、天津的一些医院创建了三衰病房、集中观察室等特殊的病房是中国 ICU 发展的萌芽。1982 年在曾宪九教授的指导下，陈德昌教授在中国医学科学院北京协和医院设立了国内第一张现代意义的 ICU 病床。1984 年北京协和医院正式建立加强医疗科（危重病医学科）

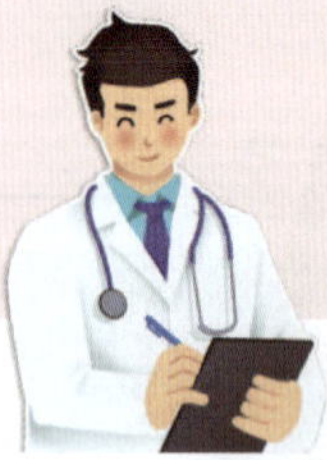

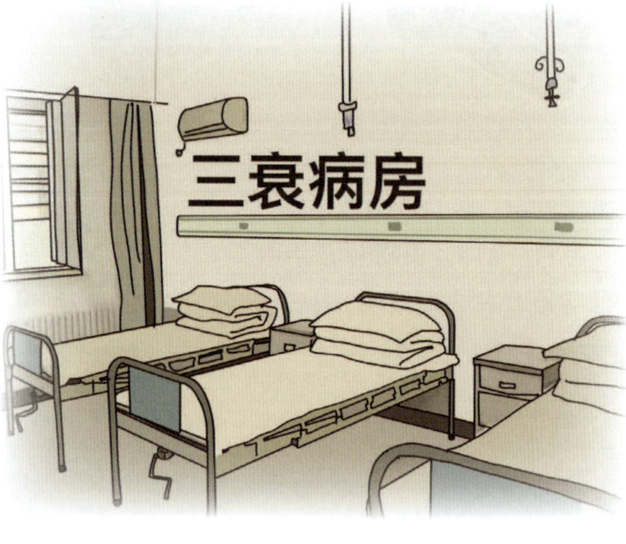

医生，多讲点我国的发展呗！

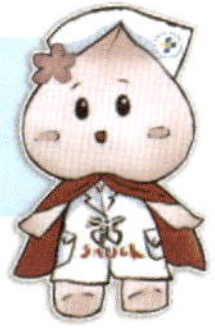

20 世纪 90 年代末期，在中国老一辈医学专家的积极倡导和大力推动下，中国危重病医学学科建设步入了快速发展的轨道。

1997 年，中国病理生理学会危重病医学专业委员会成立，为中国危重病医学的全面发展迈出了坚实的第一步。

2005 年 3 月，中华医学会重症医学分会成立，为进一步确立中国危重病医学学科地位以及持续快速发展注入了新的活力。

2006 年 8 月，第 14 届亚太国家和地区危重病医学大会（APACCM2006）在中国北京举行，证明了近年来中国危重病医学水平的快速发展和提高，并已融入国际危重病医学大家庭。

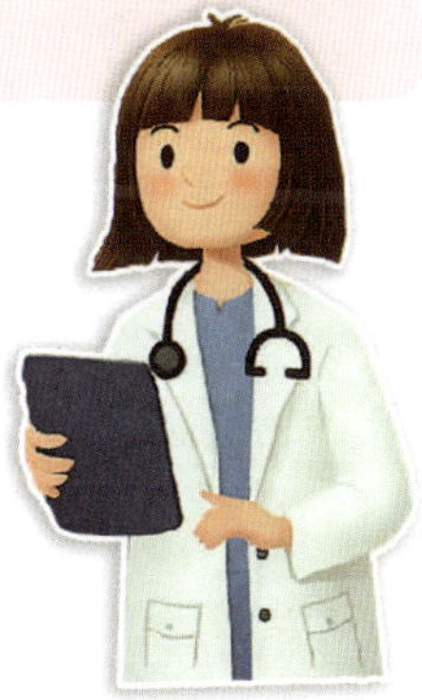

这样看来我们国家虽然起步晚，但是发展迅速啊！

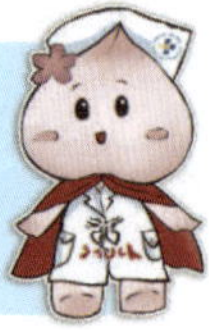

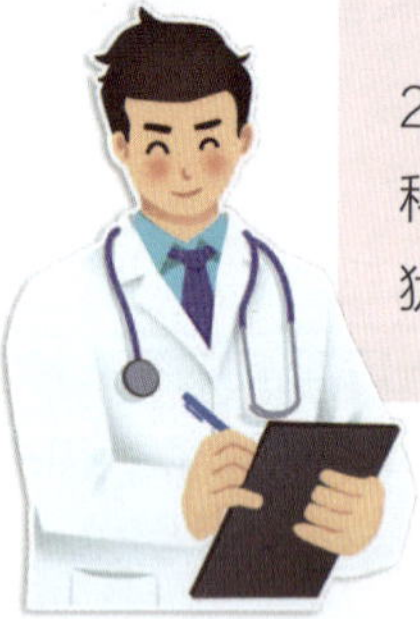

是的，经历了2003年的非典，2019年底开始的新冠疫情，重症医学科即ICU发挥的重要作用也让人们记忆犹新。

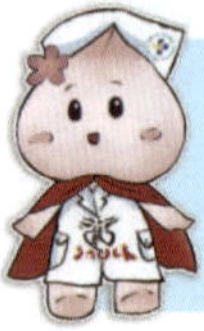

的确，新冠疫情期间ICU成功救治了很多危重病人。

居安思危，方能长远。虽然这波新冠疫情过去了，ICU仍然需要不断地发展，这样才能在未来挽回一条条鲜活的生命。

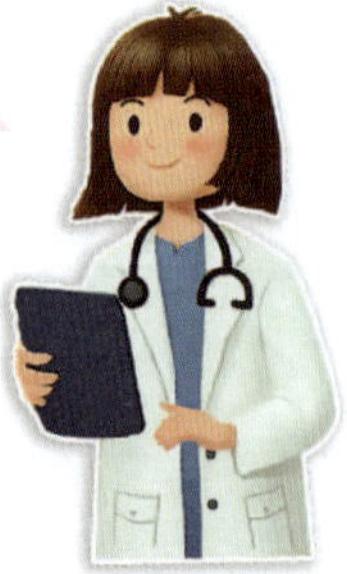

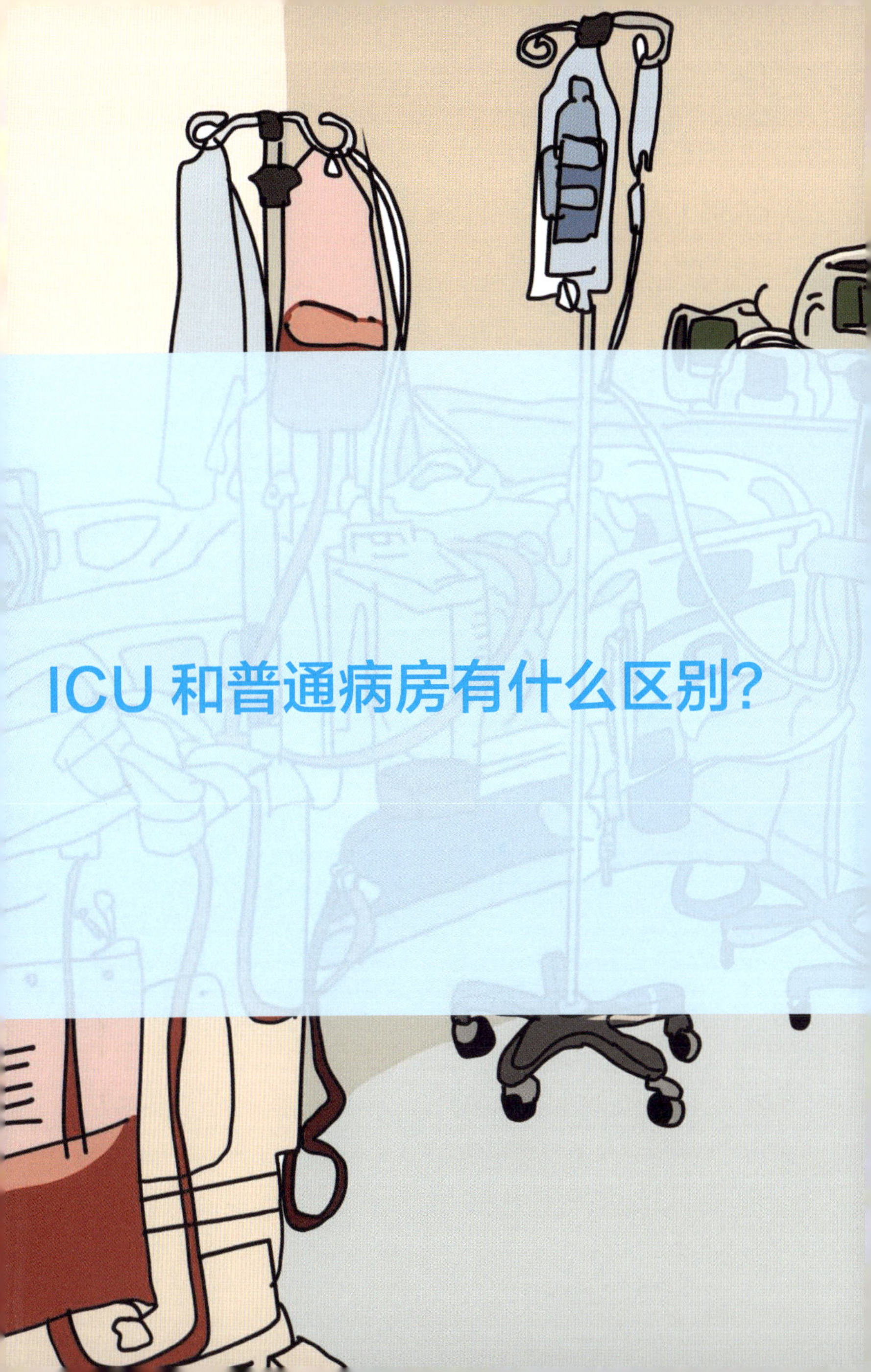

ICU 和普通病房有什么区别?

医生，ICU 和普通病房有什么区别吗?

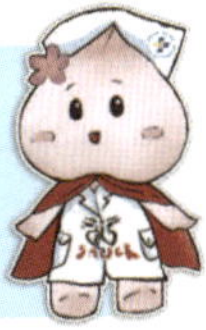

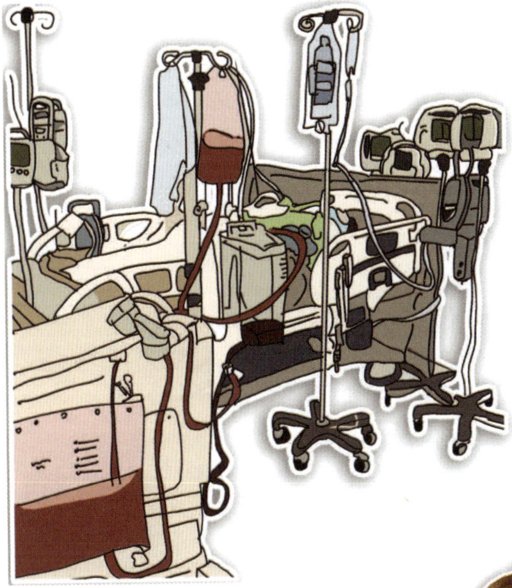

首先，ICU 与普通病房收治的病人不一样，普通病房收治单一疾病的病人。而 ICU 收治各类重症的患者。

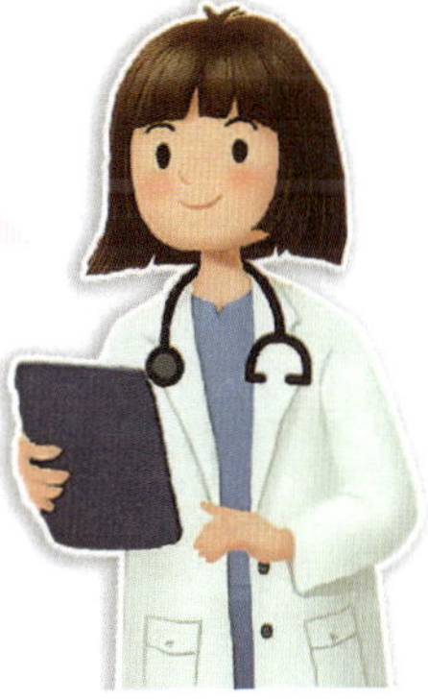

医生，我看到了好多普通病房没有的设备呢！

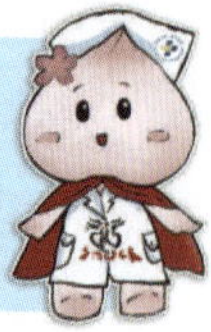

是的，ICU 每张床都配有呼吸机和监护仪以及各种床旁治疗检查设备，还有一整套中心监护设备掌控全局。

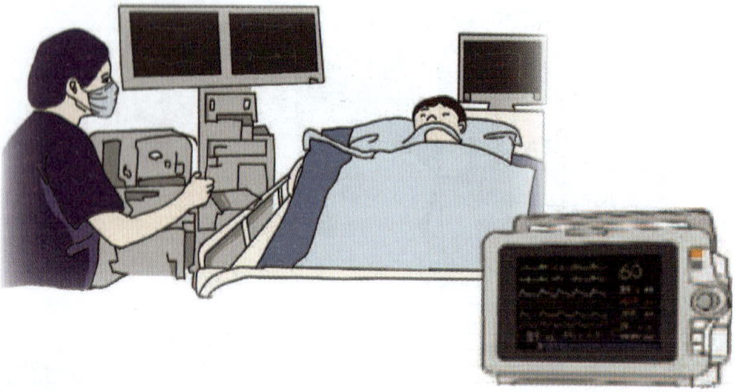

床位间距大，每张床位使用面积都要比普通病房大很多。

对环境的要求也很高，例如新风净化、隔离病房、中央控温控湿、中央供氧、负压等很多方面都需要考虑。

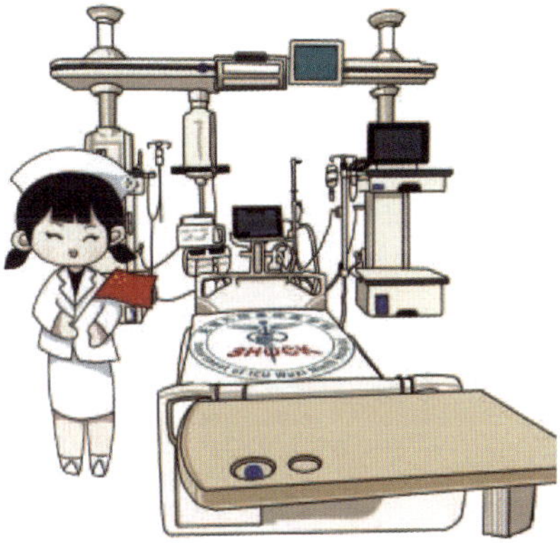

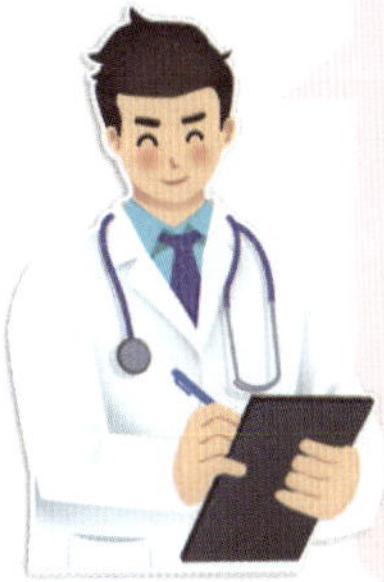

ICU 配备了全院最高端的监护仪，可监测 10 余项参数，比普通病房监护仪多很多！同时，医生办公室和中心护理站都有中央监护屏，每个病人的监护参数都一目了然，医护可以随时调取所有床位的监护信息，妥妥的安心守护！

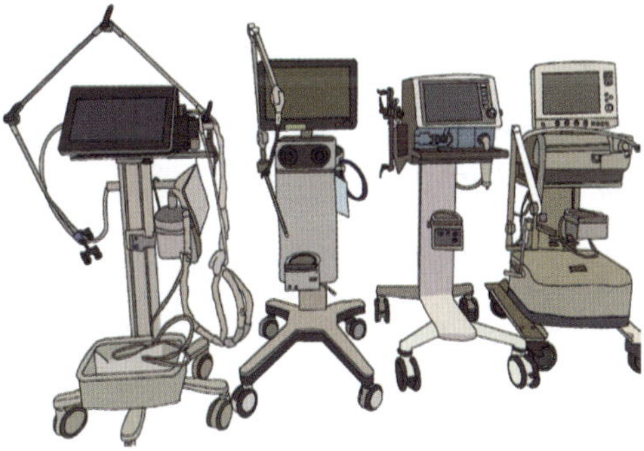

医生，这是什么啊？

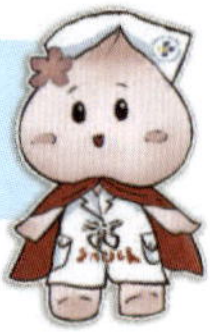

这是呼吸机，可以辅助病人呼吸，有些可以直接测量病人呼吸功能，直接测得许多专业参数，例如肺泡通气量等，还可以进行跨肺压监测，指导急性呼吸窘迫综合征病人的治疗，绝对“高大上”。

我们还有加温毯，可以帮助围术期低体温的病人改善体温，保护脏器功能。例如低体温、酸中毒、凝血功能障碍是失血性休克病人的死亡三角，必须使用加温毯进行辅助治疗，这个设备可是仅在 ICU 和麻醉科才配备的，普通病房可不一定有哦！

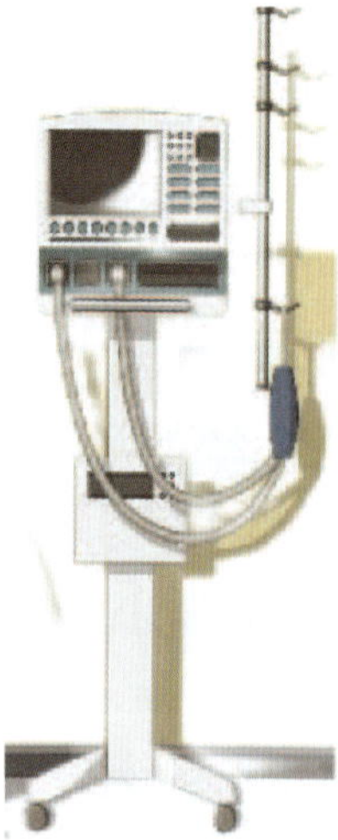

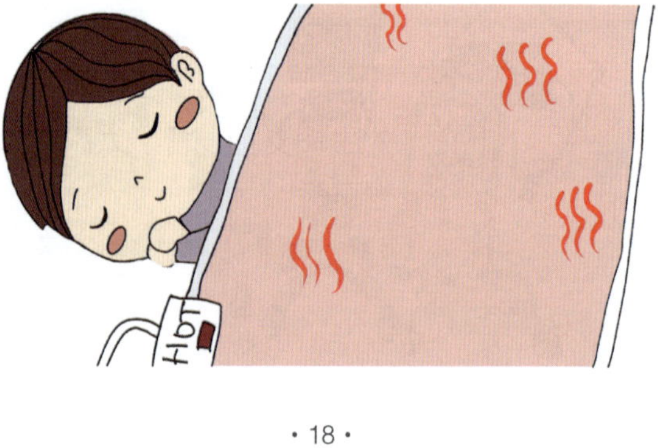

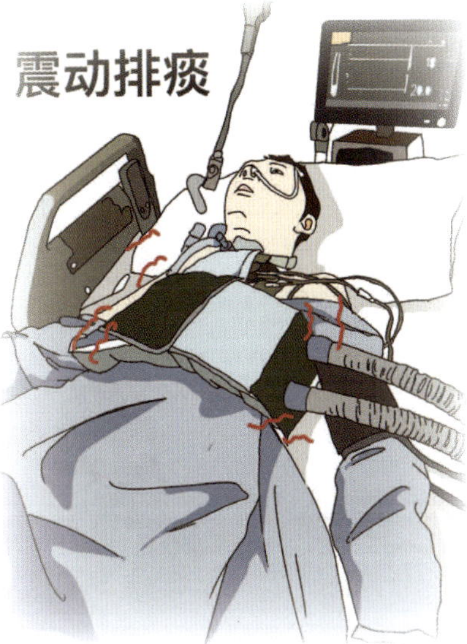

我们还有振动排痰的仪器，可以有效帮助患者痰液排出、改善瘀滞，有利于肺炎控制，减少呼吸系统的并发症。

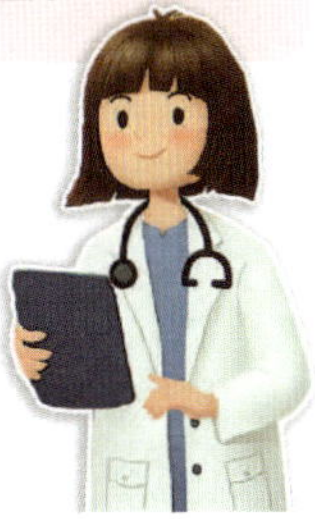

那的确是和普通病房有些区别！

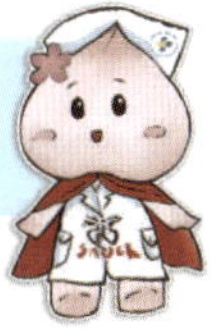

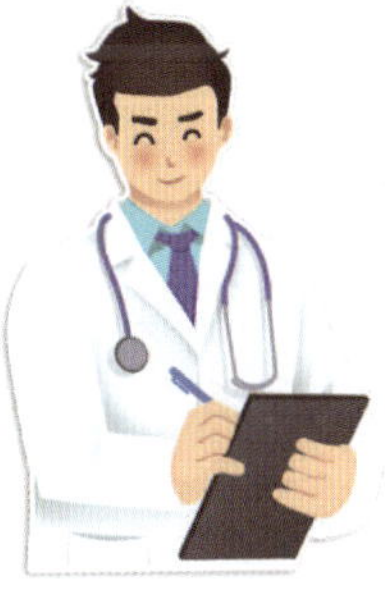

是的，我们还有好多高级的生命支持设备，大家可以慢慢了解！

医生，除了环境和设备还有什么和普通病房不一样吗？

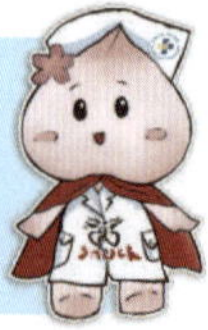

有的呀，ICU 配备专业的医护人员轮流值班，护理人员熟练掌握各项危重症患者的护理操作技术，床边配备护理车实时治疗和记录。ICU 医生经验丰富，熟练掌握各种抢救技能。

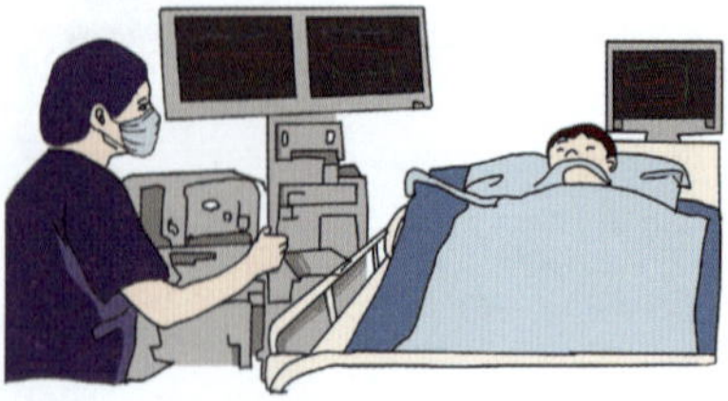

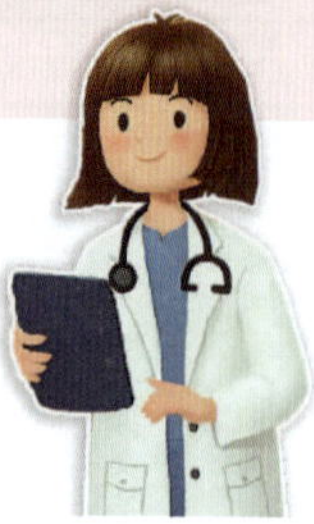

那 ICU 的医护人员是不是会比普通病房多一些呢？

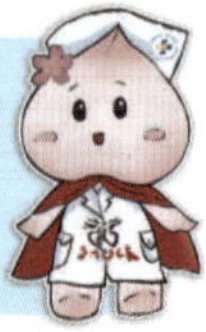

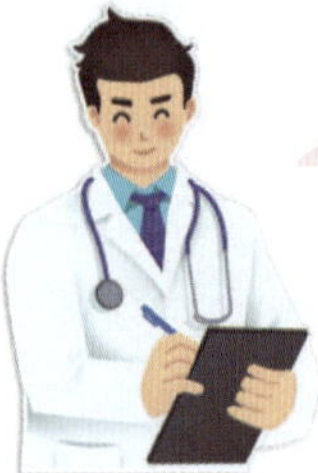

那必须的，ICU 的床护比远优于普通病房，因为 ICU 的患者病情危重，我们的医护人员会投入更多的精力去观察和救治病人。

哇，医生，这个好大的仪器是什么？

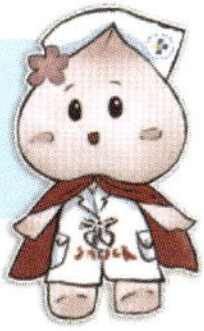

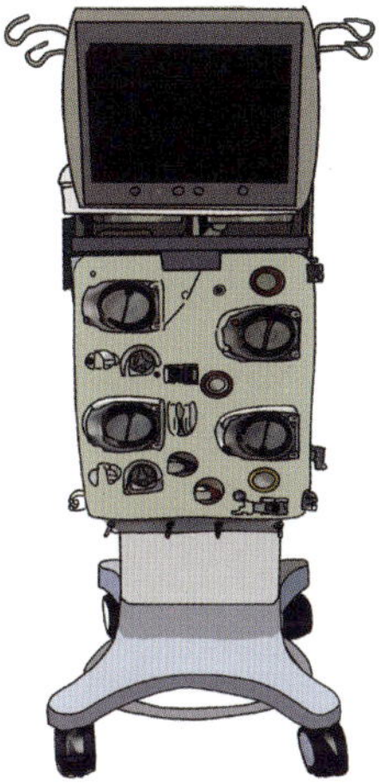

这是连续性血液净化设备，是代替肾脏功能的设备。在 ICU 除了基本的全天监护、呼吸机辅助通气、持续血流动力学监测、纤维支气管镜、亚低温治疗、尿动力学监测、连续性肾脏替代治疗等都是普通病房少见的生命支持技术。

由于病情危重、进展快，医生需要随时了解患者的各项检查指标，所以除了常规的抽血检验等，医生还会随时进行血气分析等来调整呼吸机参数，必要时还需复查来视察治疗效果。

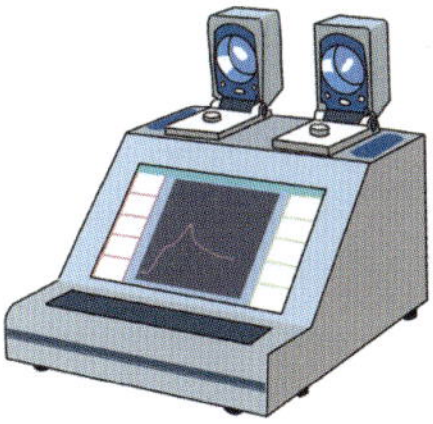

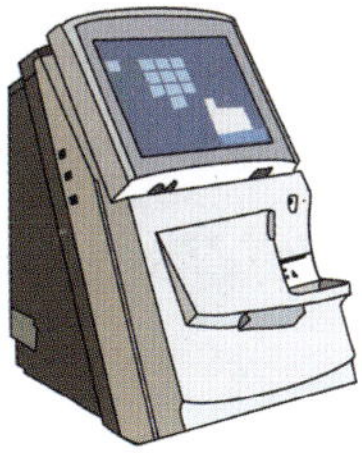

还有些患者需要进行超声检查、影像学检查等，所以 ICU 中还配备了可移动的超声、内镜等设备。

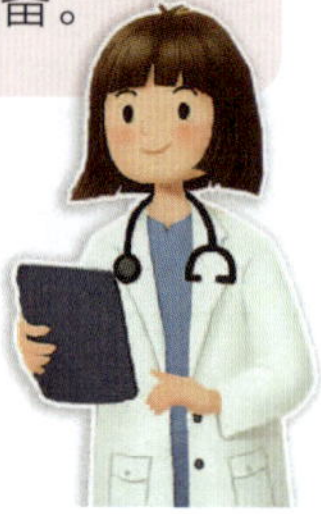

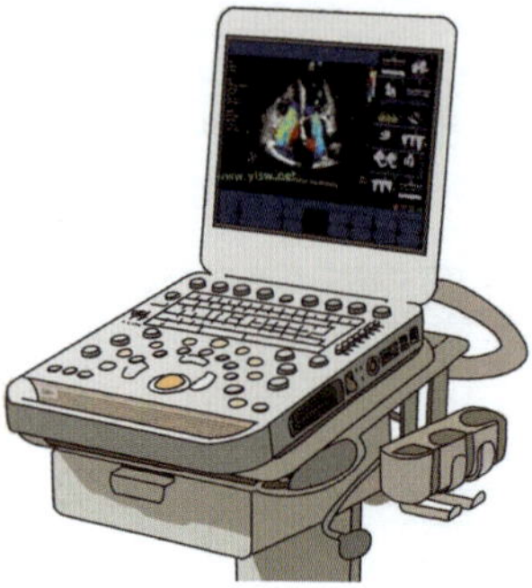

ICU 的病人都需要这么多治疗吗?

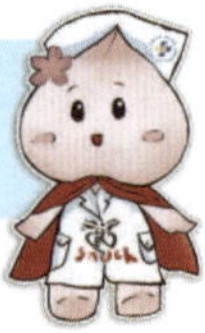

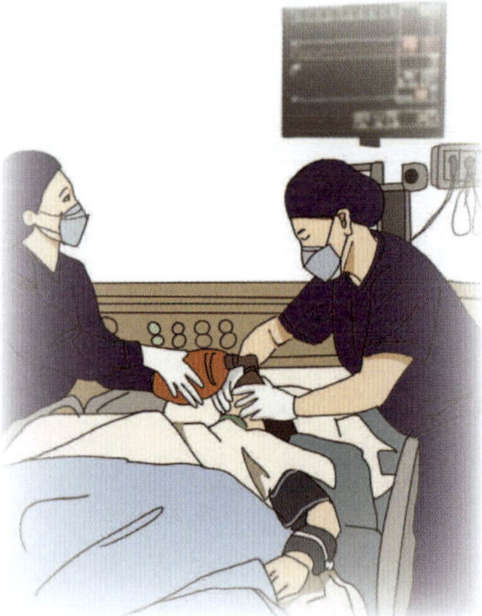

ICU 面对的病情常常是病因不明，但表现为多器官受损，必须先做器官功能支持，同时追查病因并针对性治疗。

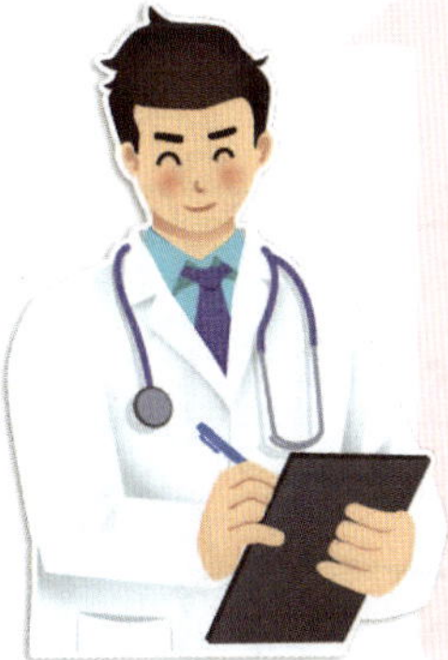

病人就像一面墙，普通病房做针对性的治疗，就像是老鼠打洞导致根基不稳，需要专门抓老鼠堵洞的人；而 ICU 治疗的病人就类似洪水浸泡导致地基不稳，需要专门排空洪水稳固地基，更要想办法把这面墙稳住，同时寻找病因进行治疗。ICU 也会在治疗期间请各种专科会诊，在保障患者生命安全的前提下对患者各种问题专项突破。

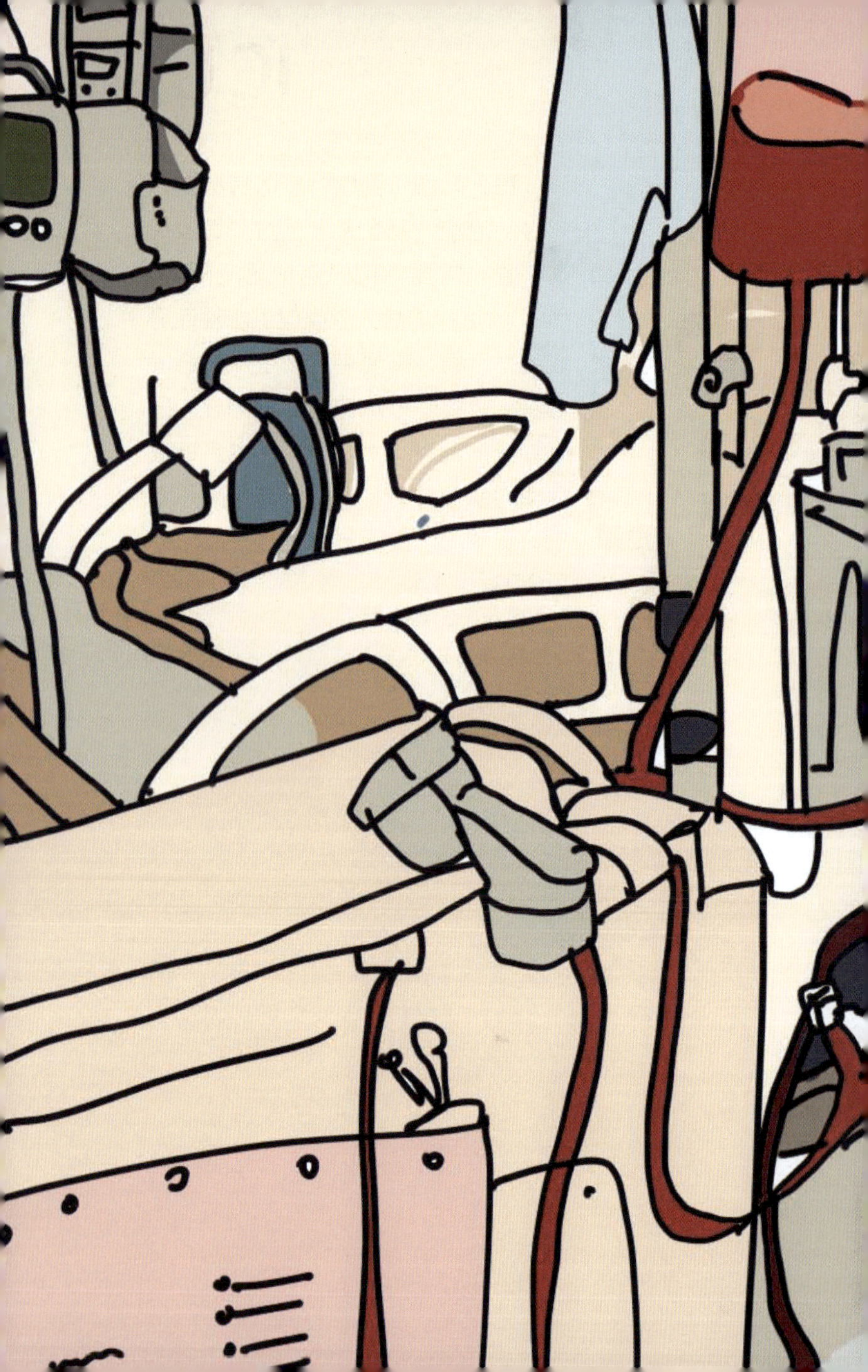

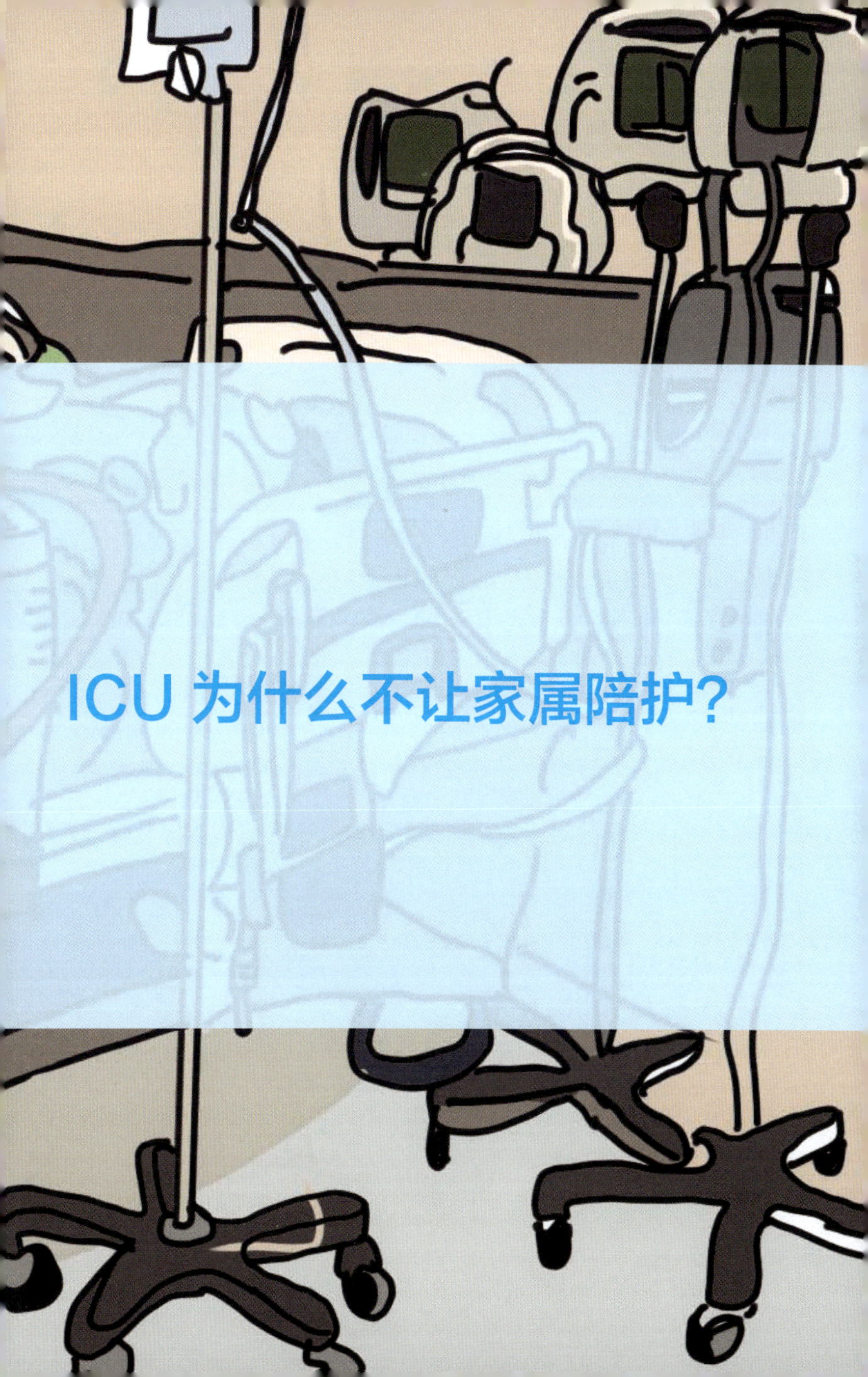

ICU 为什么不让家属陪护?

医生，ICU 为什么不能让家属陪护呢？

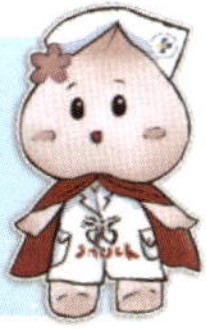

ICU 收治的病人往往病情危重，本身的抵抗力就会降低，同时因为病情危重需要应用许多创伤性的检查和治疗，感染的风险明显增加，陪护和探视过程中就会增加感染的可能性。

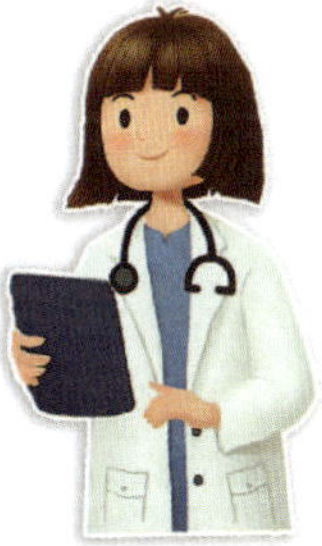

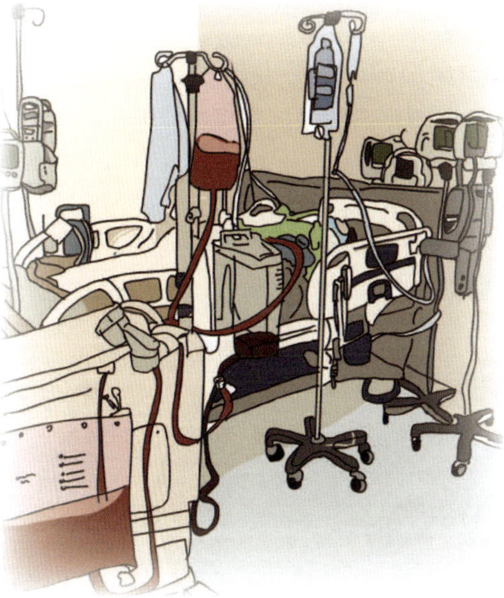

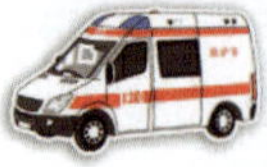

那谁去照顾病人呢？

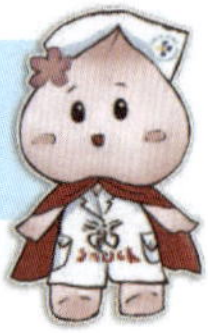

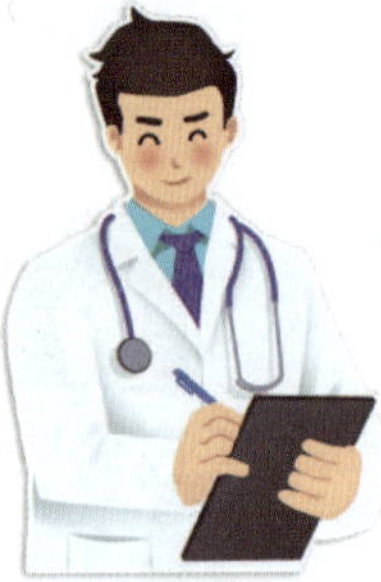

ICU 时刻都有专业的医护人员在病人旁边观察、监测病情变化和进行相应的治疗，不需要像普通病房那样有家属陪护。

医生和护士忙得过来吗？

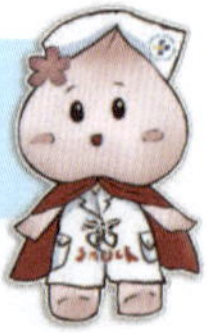

ICU 有经过培训的专业护理员负责病人的包括吃喝拉撒等生活护理，护士管理好患者身上生命支持的各种管道不出现问题。

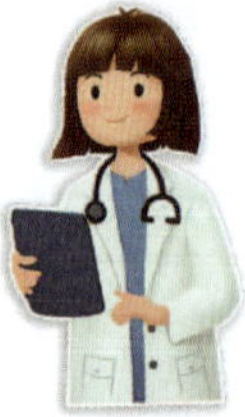

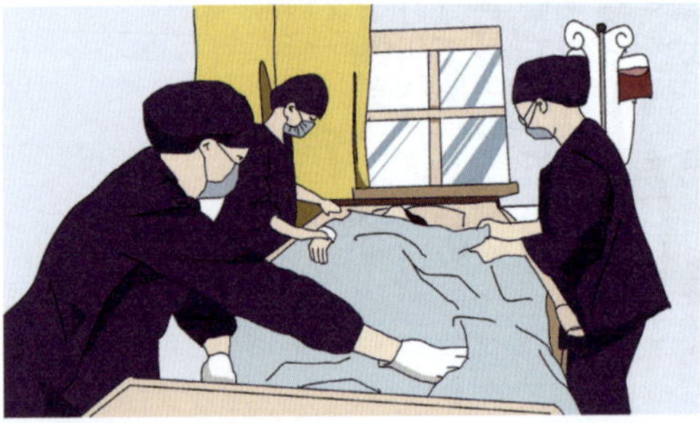

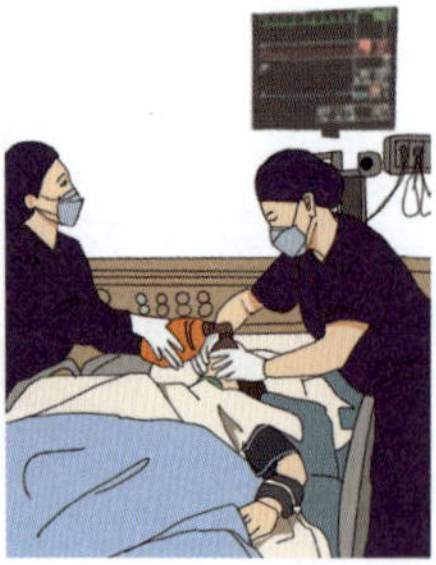

那我不要护理员，我们家属自己进去照顾病人不是更方便吗?

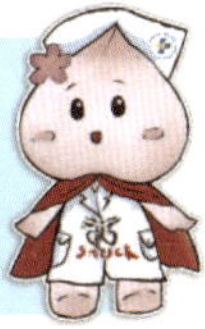

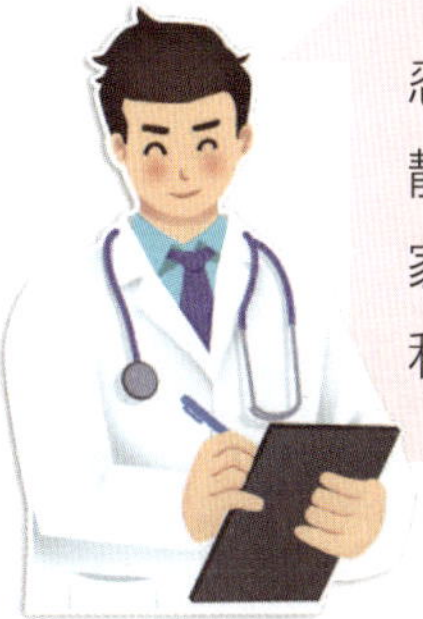

ICU 病人往往因为疾病本身危重造成忍耐力明显降低，虽然 ICU 针对性给予镇静和镇痛治疗，尽可能减轻病人痛苦，但家属陪护和频繁探视会影响病人休息，不利于疾病恢复。

原来如此，那家属在外面担心病人情况怎么办呢?

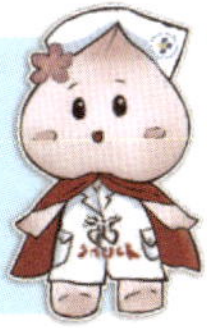

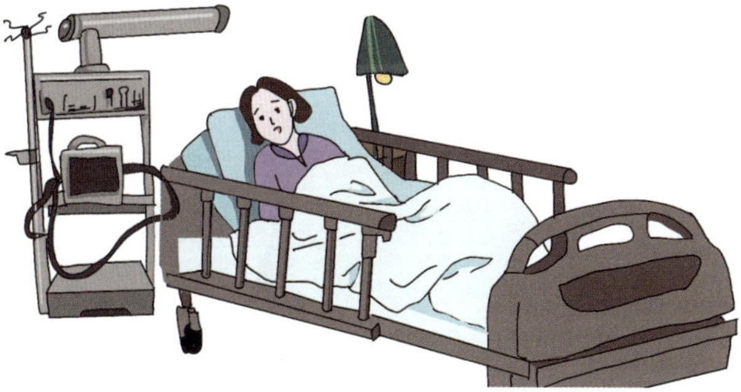

ICU 从人性化角度出发规定了探视时间和探视方式，家属可以定时探视安慰病人，同时和医护人员沟通了解病情。

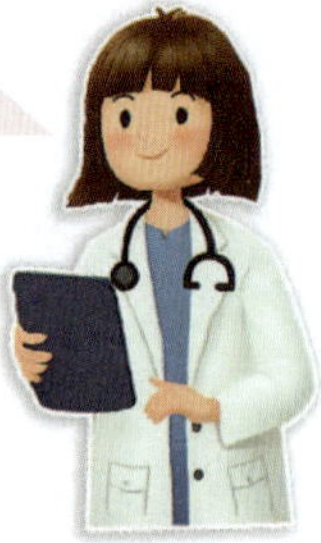

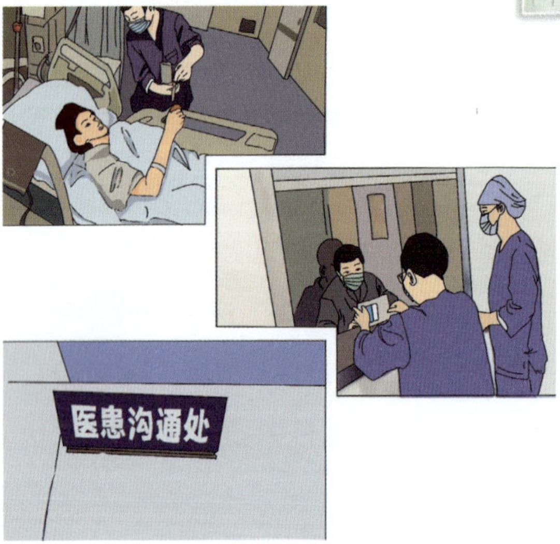

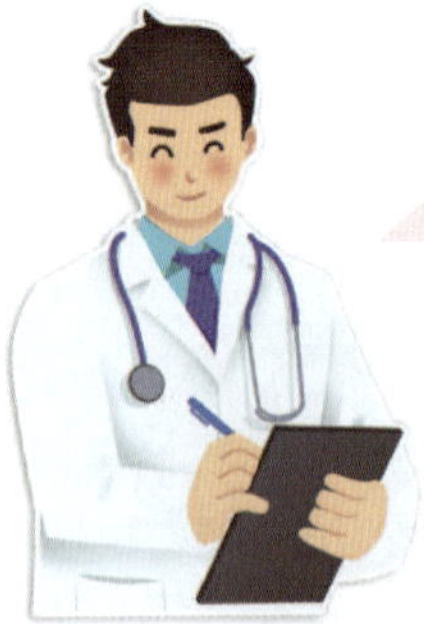

总之，ICU 无家属陪护完全可以满足病人治疗和生活需要，还能够降低包括感染在内的并发症发生率，同时减轻家属负担，不影响家属正常工作和生活。

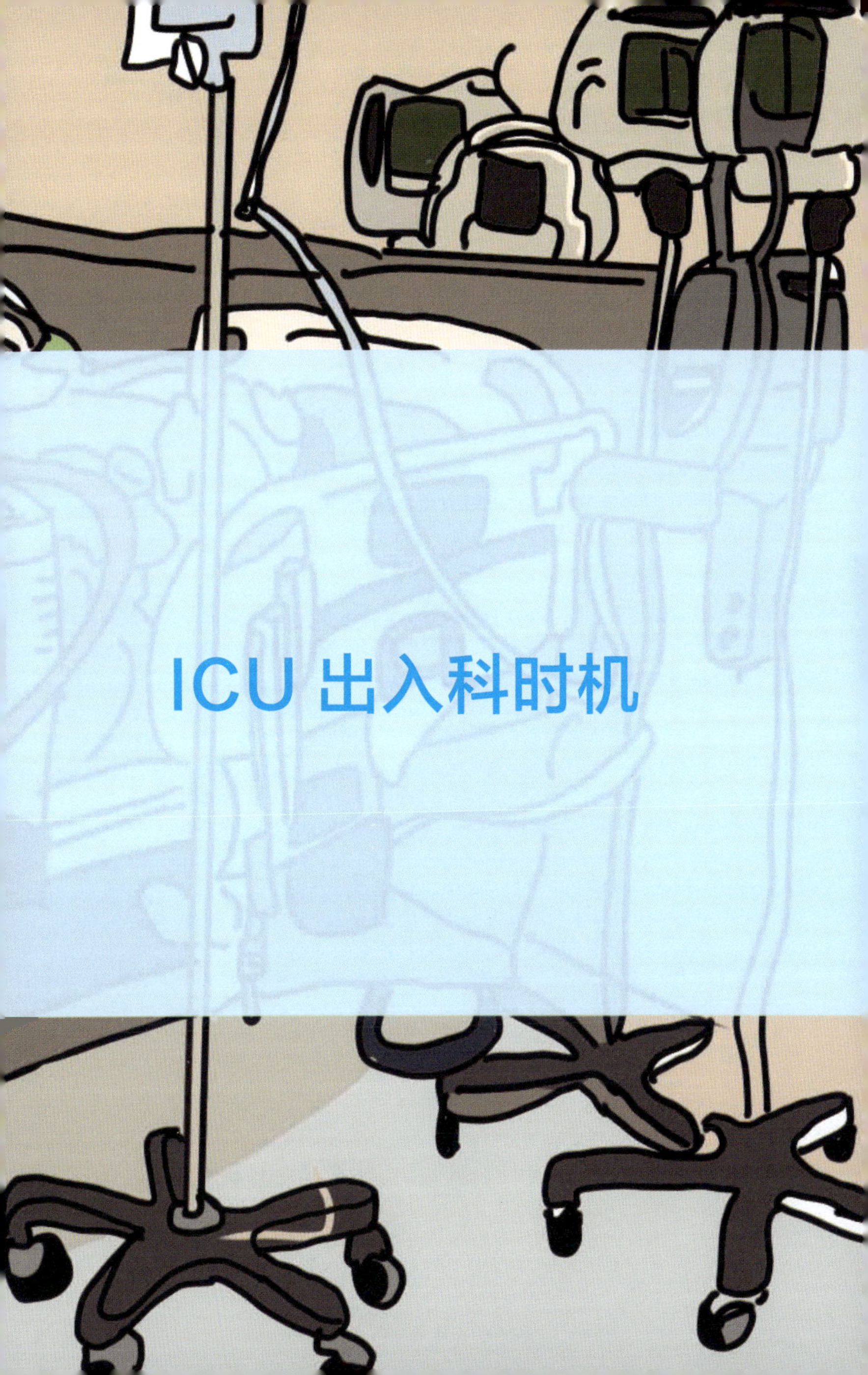

ICU 出入科时机

医生，什么样的病人需要进入 ICU 治疗呢？

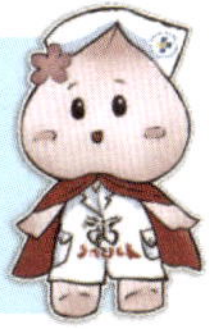

ICU 主要收治短期治疗可能康复、入住可减少死亡风险的患者；血流动力学紊乱，水电解质和内环境紊乱的患者，例如休克和脓毒症等；重大手术术后、有高危情况的患者，例如高龄患者有许多基础疾病、术后呼吸功能不好的，或者突然加重等情况的；重型复合型创伤、各种类型中毒、溺水、电击伤复苏后的休克患者。

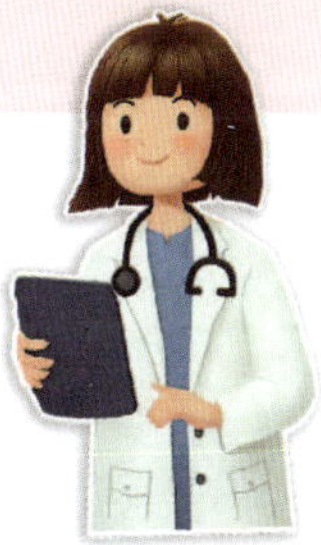

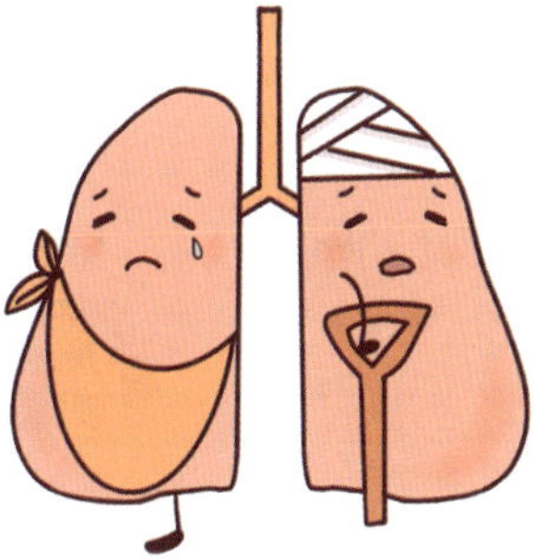

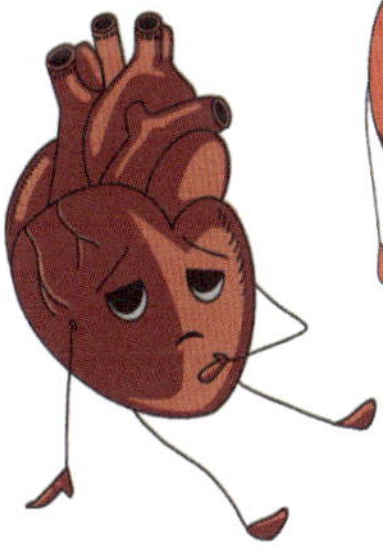

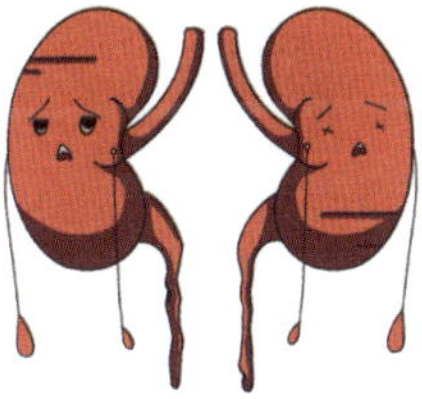

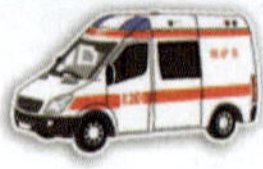

一、走近重症，ICU 没有那么可怕

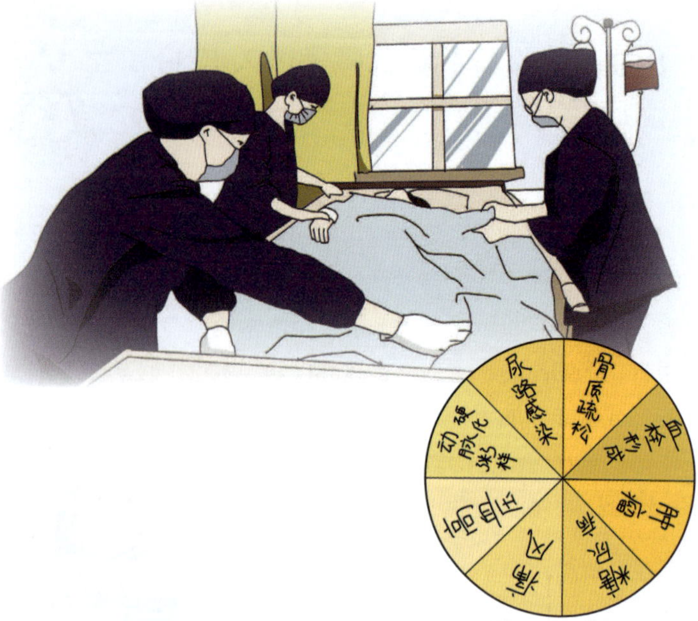

那患者什么时候可以转出 ICU 呢？

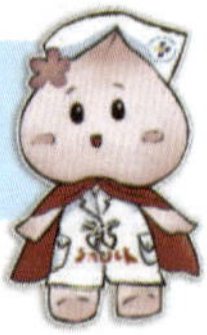

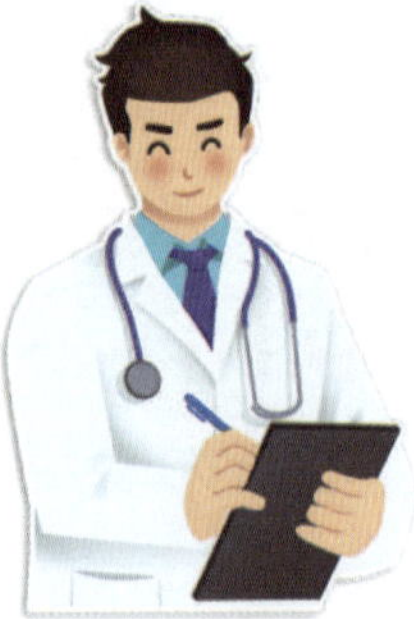

简单来说，需要进入 ICU 的主要原因得到解决，潜在的高危因素也已经消除，不需要仪器设备支持生命体征平稳，才能考虑转科的相关事宜。

也就是说患者生命体征平稳下来，不需要继续用一些仪器设备治疗维持就可以转科了是吗？

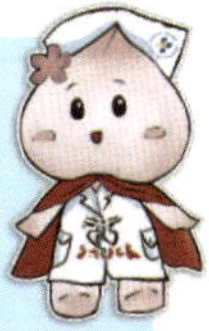

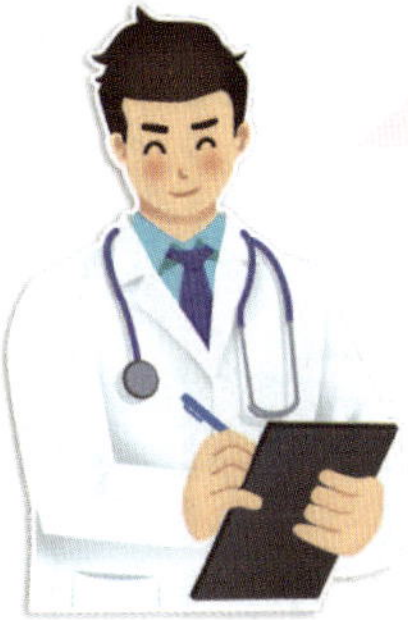

是的，例如车祸导致部分截肢的病人，在 ICU 治疗后，已经不需要呼吸机，也不用担心因为失血过多导致休克，仅仅需要恢复相应的创伤处的时候，就可以转到创伤骨科继续康复治疗了。

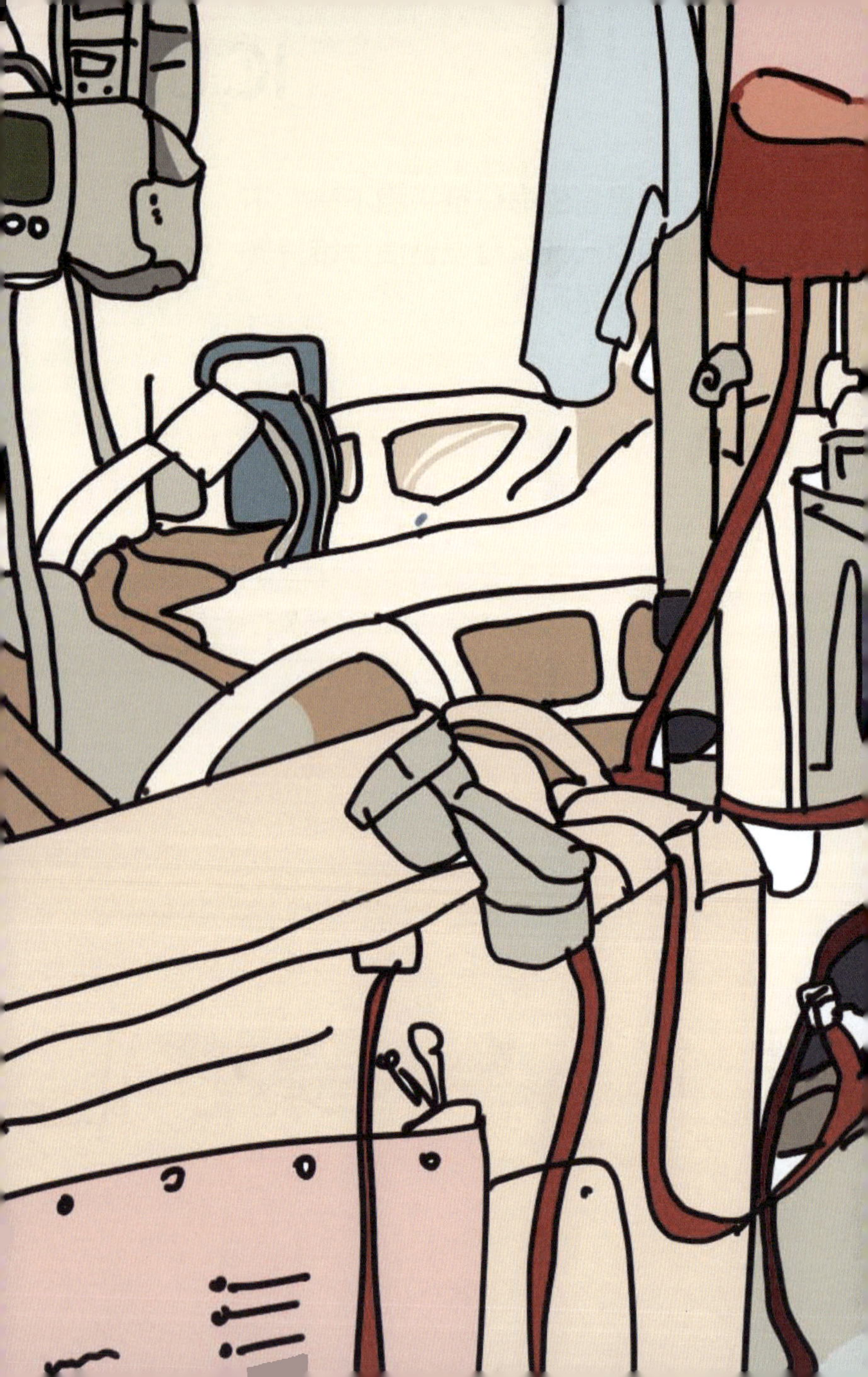

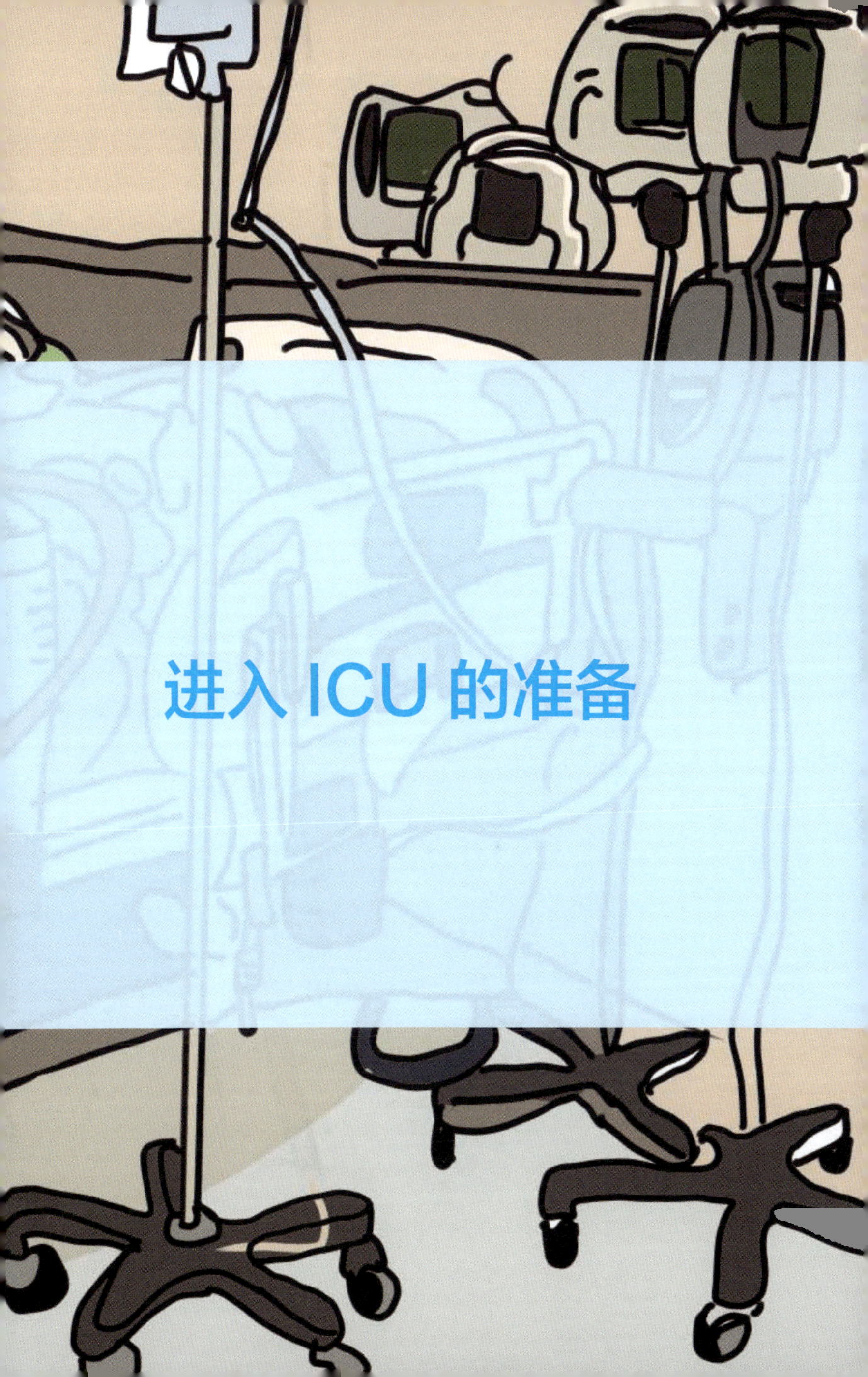

进入 ICU 的准备

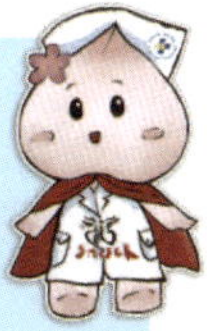

护士姐姐，据我了解，骨科手术后有很多患者术后需要进入 ICU 进行监护，那我们需要做哪些准备呢？

一听到进 ICU，我相信患者和家属都会有一些害怕和焦虑了吧。其实不用那么担心，术后到 ICU 观察几天，是为了确保患者围手术期的治疗安全。

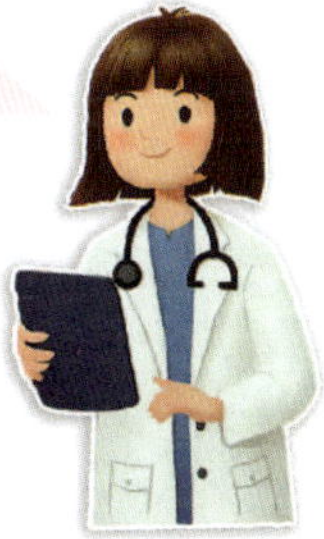

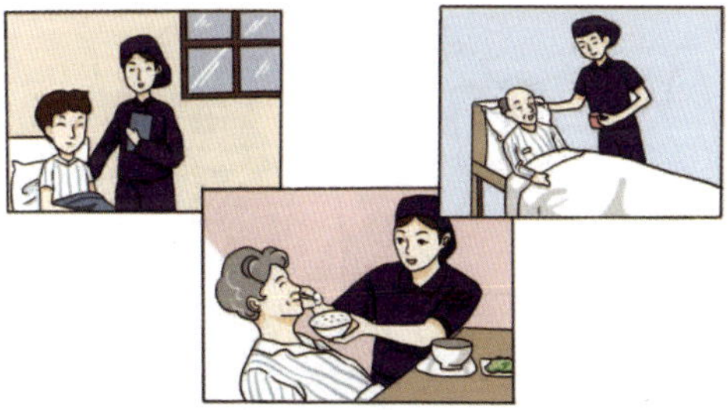

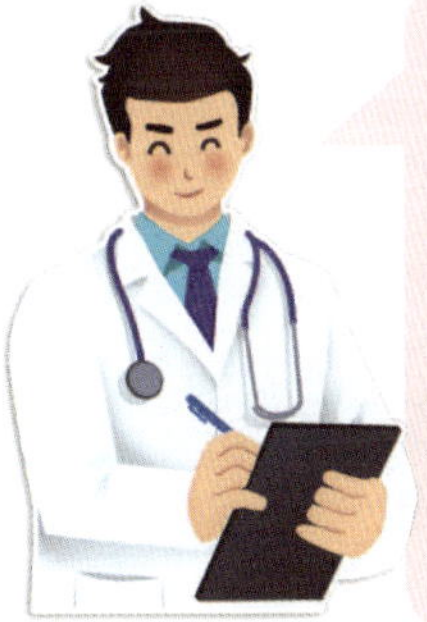

ICU 的医生和护士在接到患者需转入的通知后，会提前到专科病房进行术前访视，通过术前宣教视频，让患者和家属提前了解 ICU 的环境、配备的仪器设备和医护工作人员等，减少患者入科后的陌生感。

一、走近重症，ICU 没有那么可怕

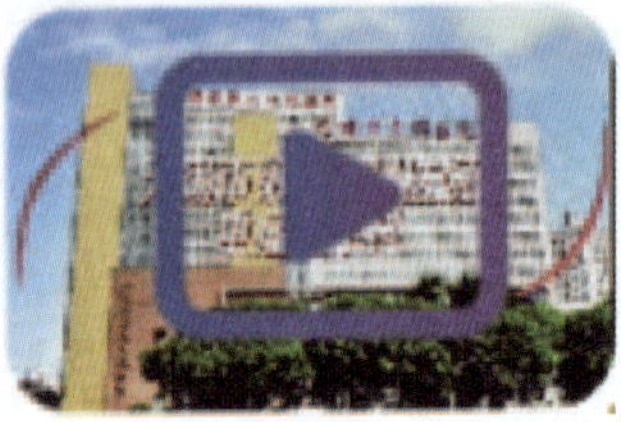

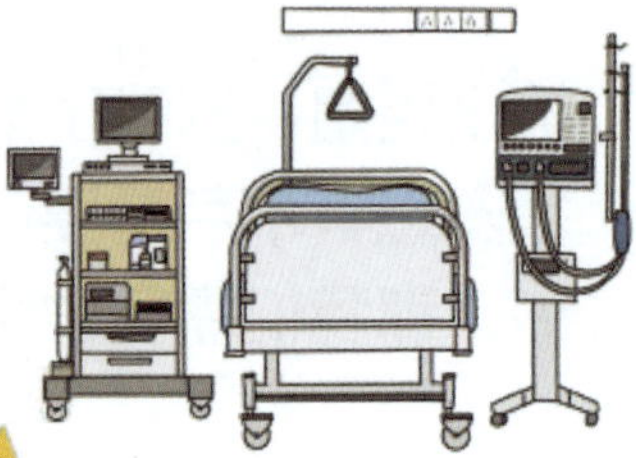

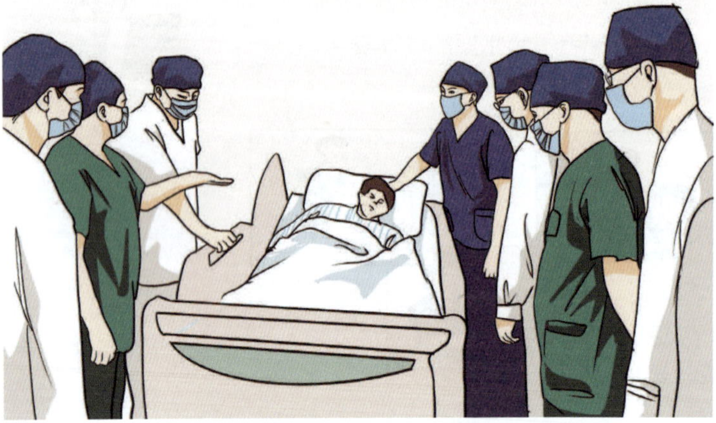

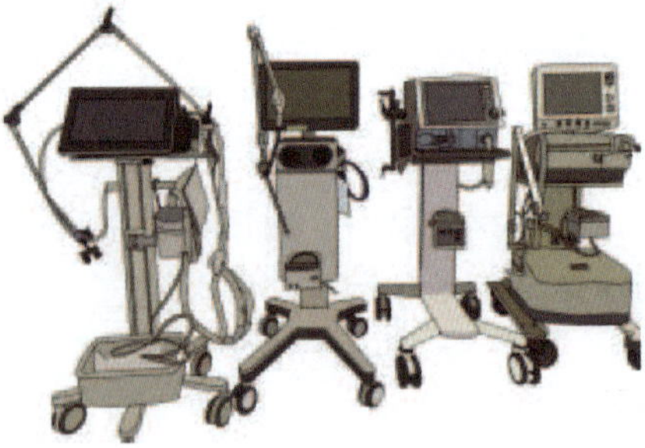

同时还要准备不少东西。

1. 生活用品

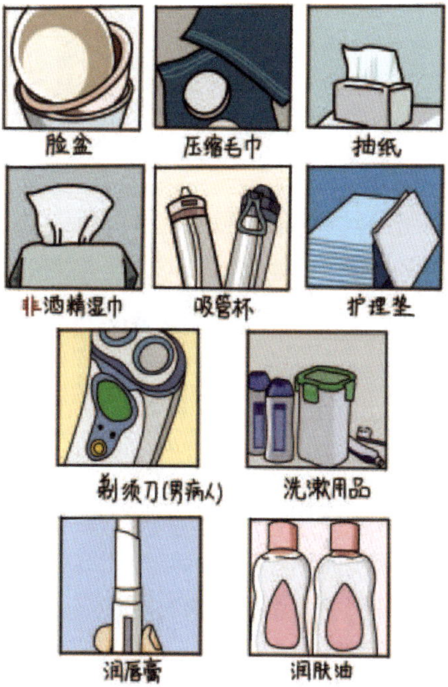

2. 专科物品

根据不同的手术，在专科医生的指导下准备专科用物，例如：关节置换术后需准备月亮枕和梯形枕；颈椎术后的病人需准备颈托、米袋，大毛巾等。

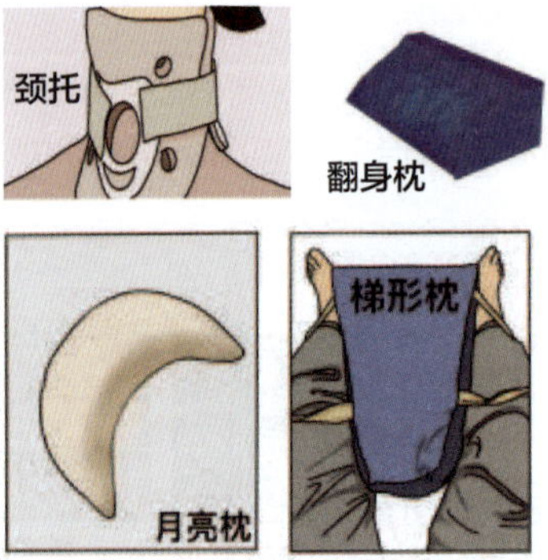

那其他呢还有肋骨 / 骨盆固定带、多头腹带等，具体都要根据不同的手术和术后的需求进行相应的准备。ICU 的医护人员都会和专科医生做好接洽。

3. 心理护理

我们会为患者提供一个良好的住院环境，夜间合理控制声光，尽早关闭光源让患者更好地休息，根据需要提供眼罩和耳塞。白天会为患者提供影音文娱，以放松舒缓焦虑情绪。

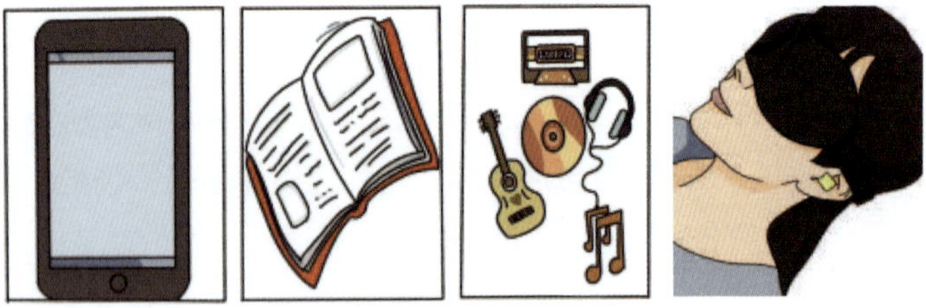

但 ICU 作为一个抢救和重点救治的科室，难免会有紧急的抢救和患者收治，对于此类情况也需要患者和家属给予一些理解哦。

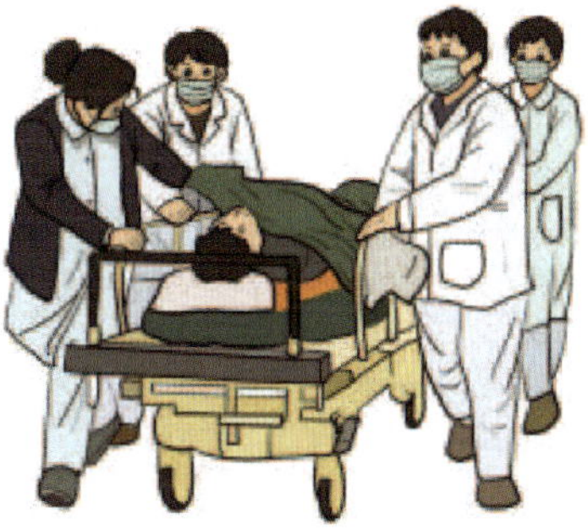

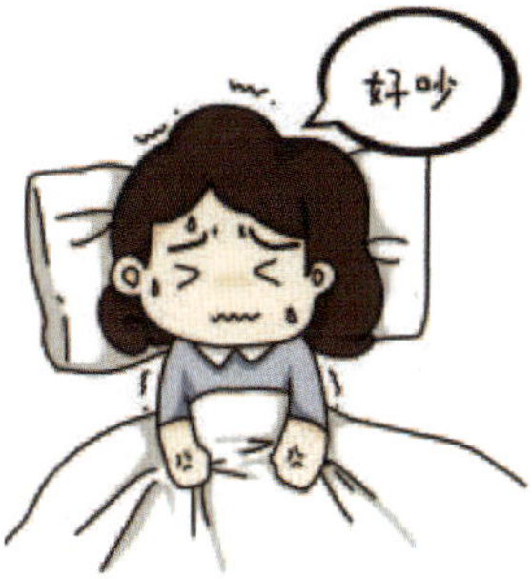

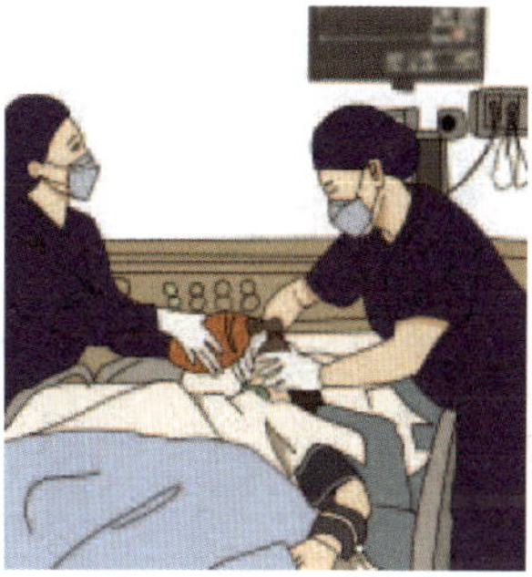

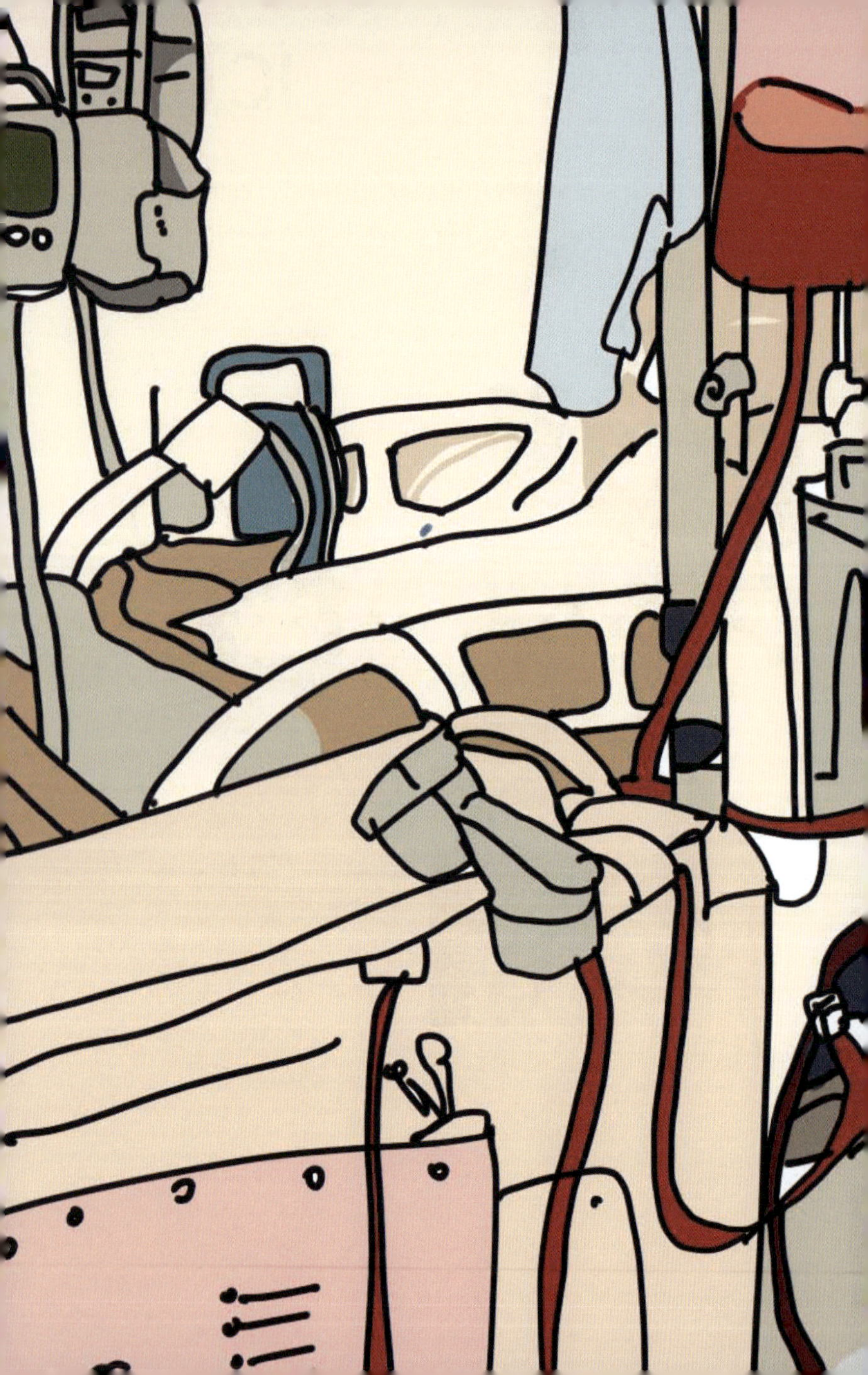

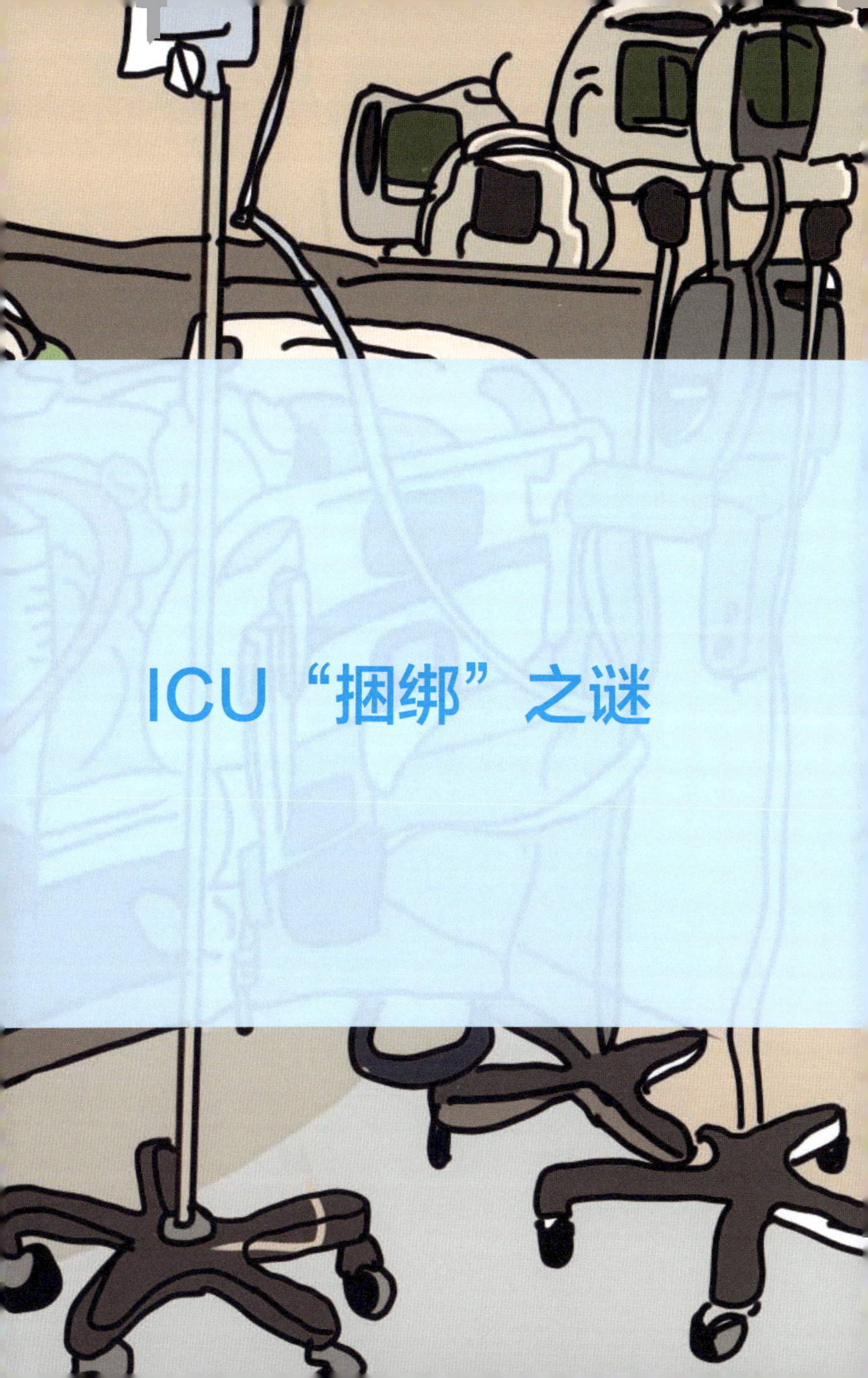

ICU“捆绑”之谜

为什么 ICU 里有些患者的手脚被“捆绑”着呢？

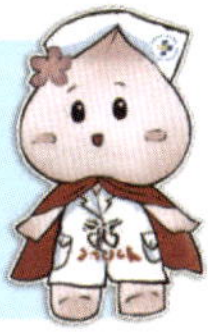

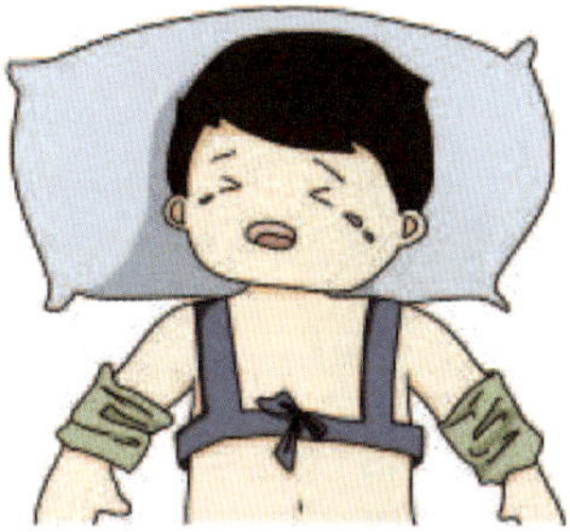

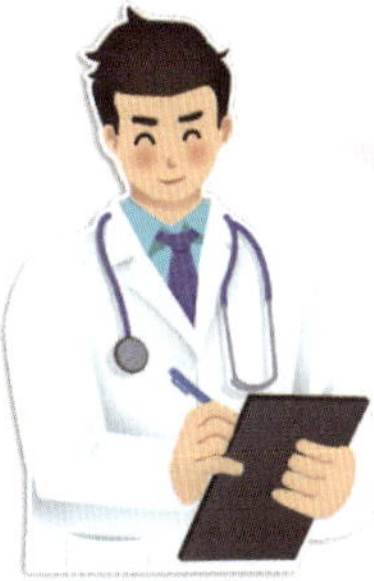

我们经常在 ICU 看到的“捆绑”病人的工具，它其实是一种保护性约束器具，是用来限制患者身体或身体某部位自由活动，以达到维护患者安全与治疗效果的各种器具。

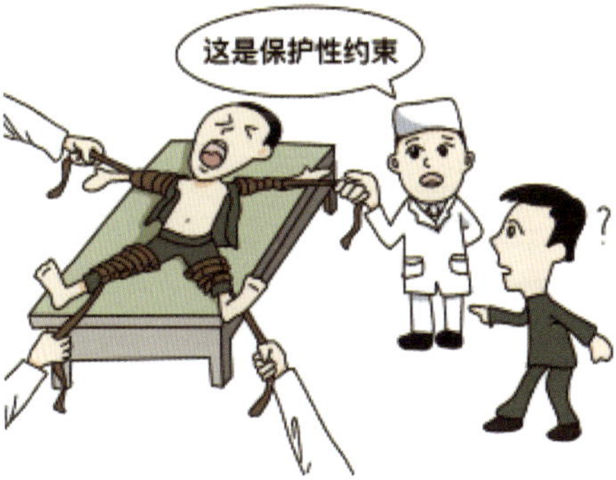

噢～那么为什么要实施保护性约束呢？

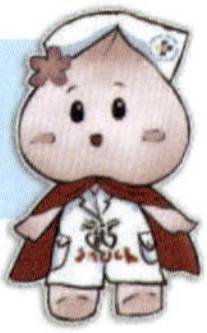

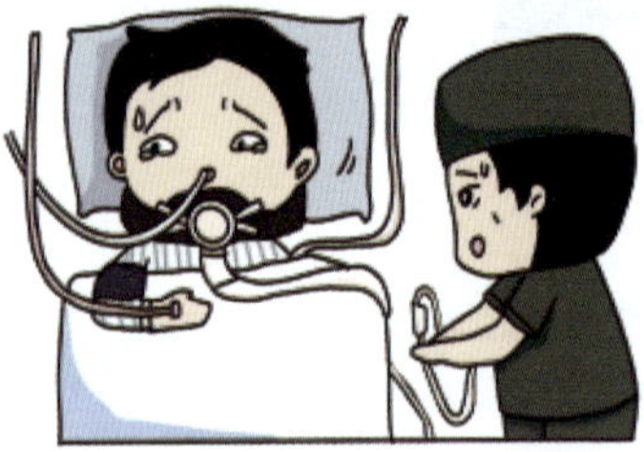

首先呢，ICU 中的患者可能因意识模糊、烦躁不安等原因，试图拔除身上的导管或进行自我伤害，保护性约束可以有效防止这些行为的发生。

某些治疗需要患者保持特定的体位或状态，而保护性约束可以帮助患者维持这些体位，确保治疗的顺利进行。

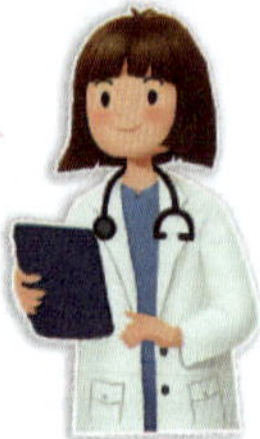

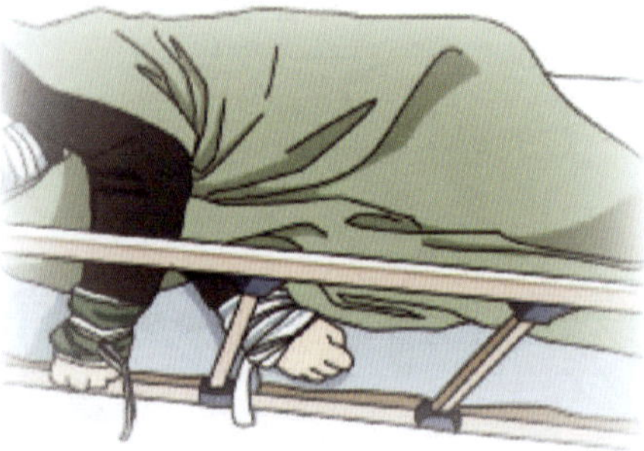

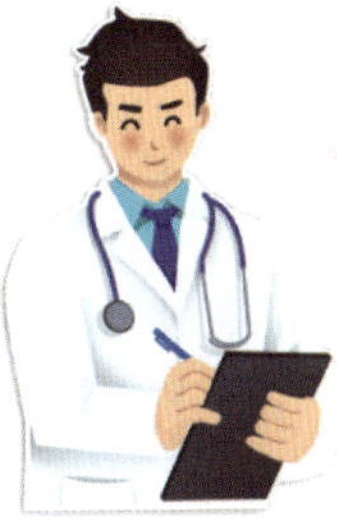

一些患者可能因为身体虚弱或意识不清，容易发生坠床等意外事件，保护性约束可以降低这些风险。

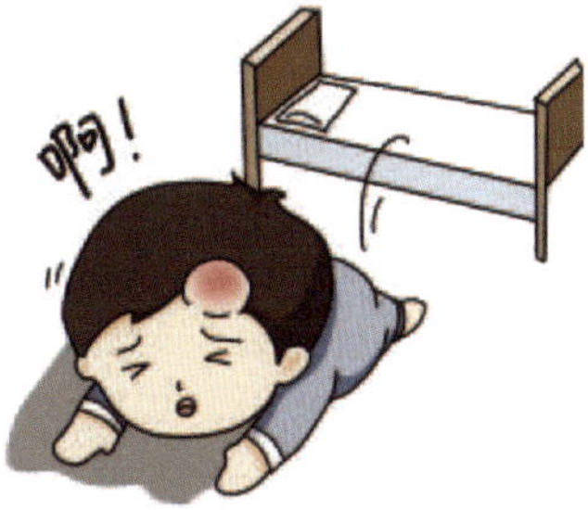

那快给我们讲讲常用的保护性约束方式有哪些呢?

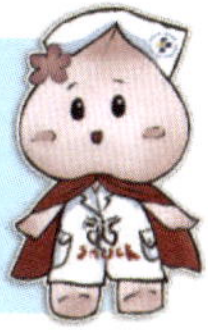

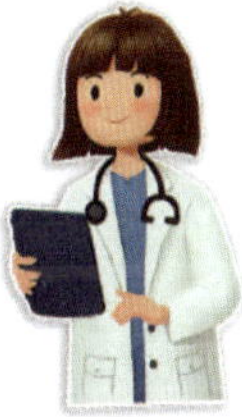

别急呀，听我慢慢跟你说来。

肢体约束带。肢体约束带是一种用于限制患者行动的带状工具，主要用于固定患者的肢体，防止其乱动或自我伤害。根据使用部位的不同，选用不同的肢体约束带。

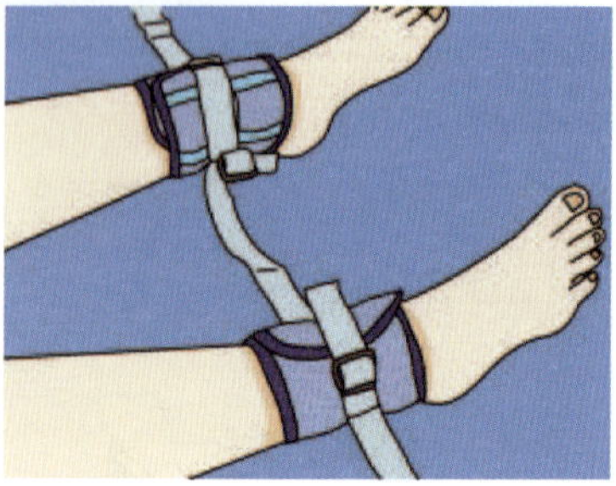

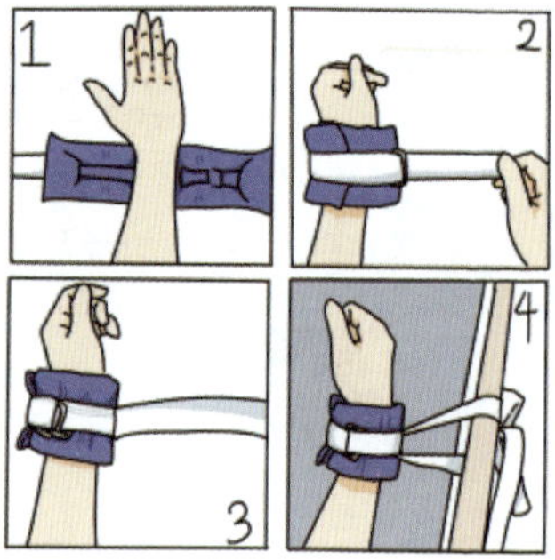

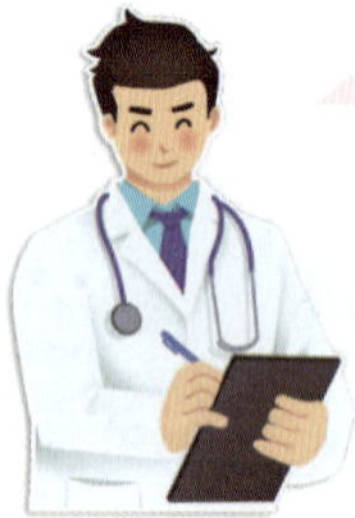

约束手套。约束手套的作用是限制患者的手部行动，避免患者伤害自身或防止患者被物品误伤。作为改良版的约束具，现在老年患者中使用较多，在防拔管和抓挠的基础上更注重透气散热、舒适度高。

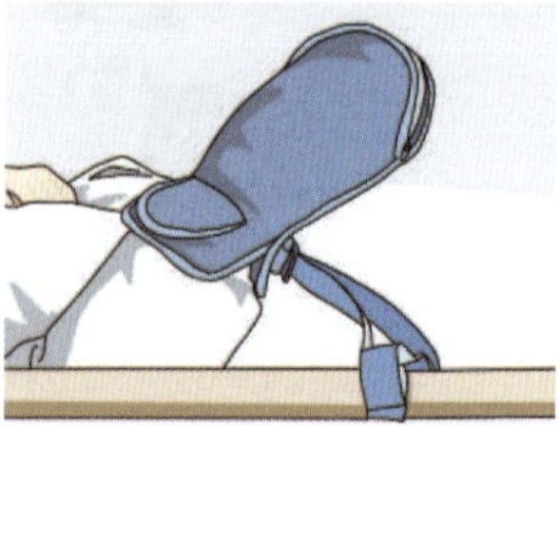

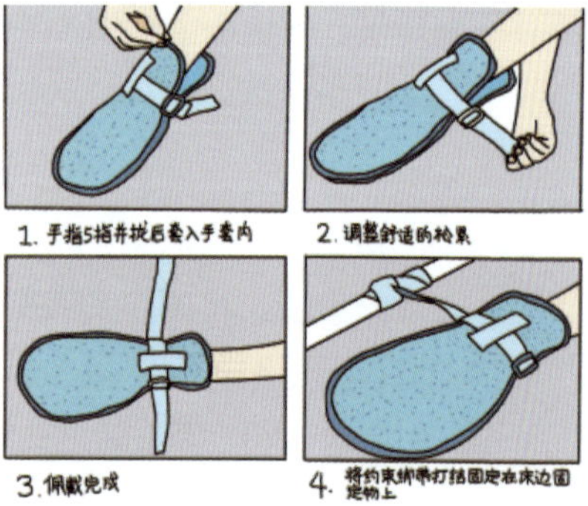

床单肩部约束。常用于固定患者的肩部，防止患者坐起。多用于突然自行起床的老年患者及试图用嘴咬脱导管的患者，防止坠床、非计划拔管的发生。

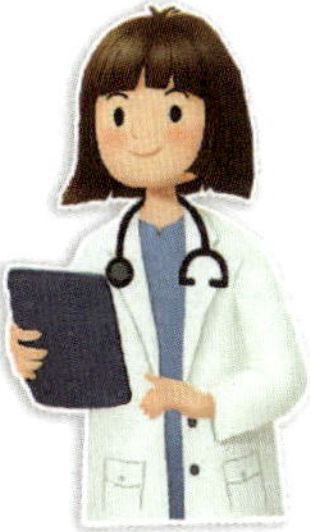

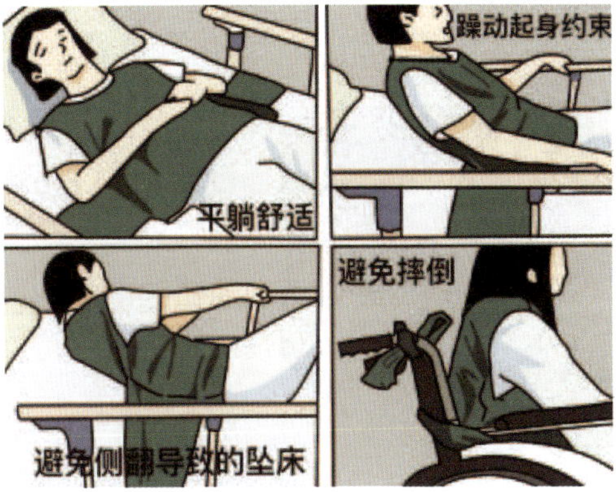

原来“捆绑之术”还有这么多门道啊！

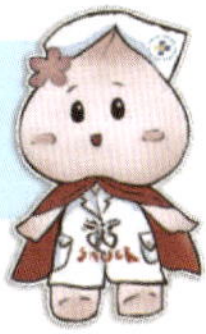

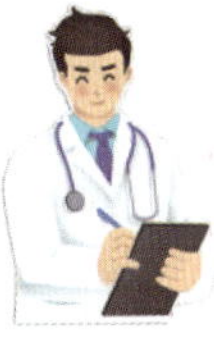

当然啦，除此之外，我们还会注意约束中的护理要点。

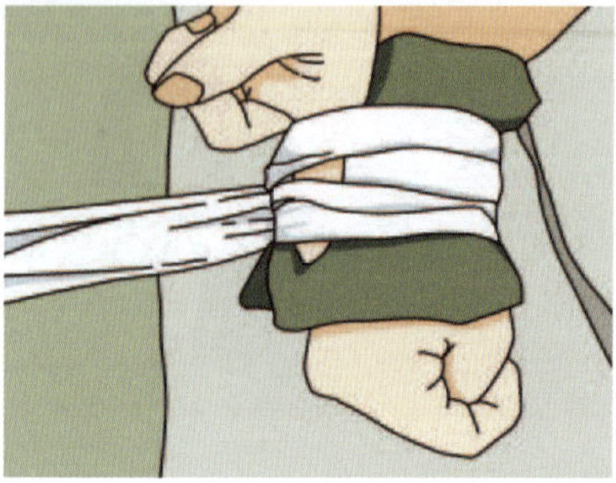

约束带松紧度以能容纳 1~2 指为宜；

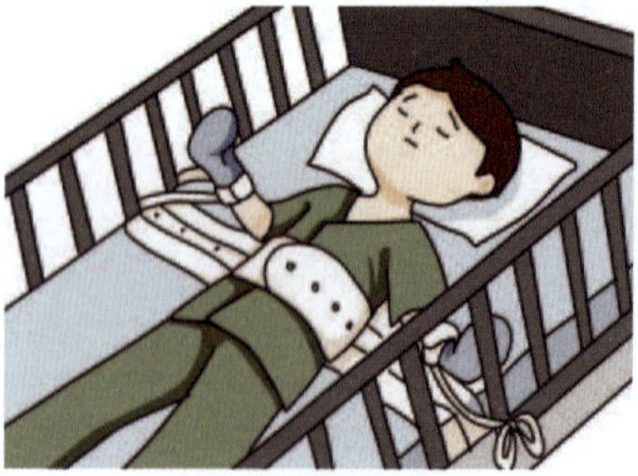

约束位置多为患者不可移动的部位；

约束时间由护理人员根据医嘱及患者病情决定，对于需要持续约束的患者，约束过程中护士会定时进行床旁巡视及松解（或更换约束部位），并对局部进行按摩。

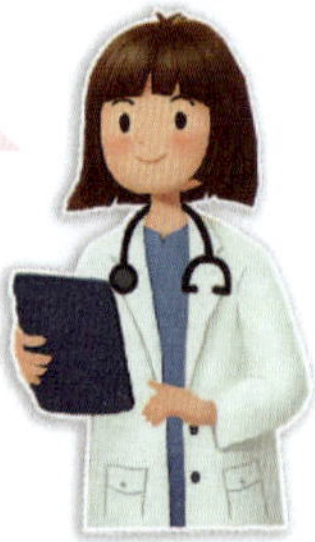

那约束期间我们要重点观察什么呢？

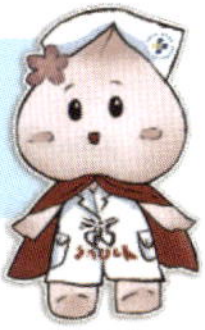

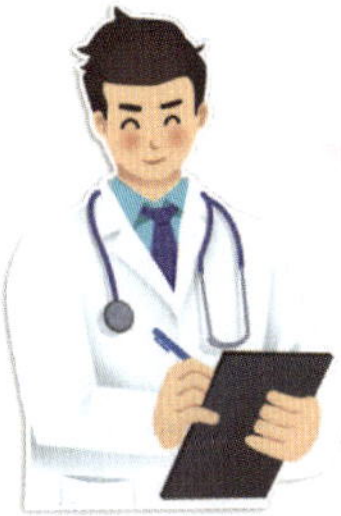

患者体征：血压、脉搏、呼吸、体温、疼痛。

约束部位：皮肤颜色、完整性，是否有肿胀、发红、破溃、皮温或感觉下降、刺痛或其他不适主诉。

约束带是否脱落或被松解。

患者是否有营养、排泄、喝水和个人卫生的需要。

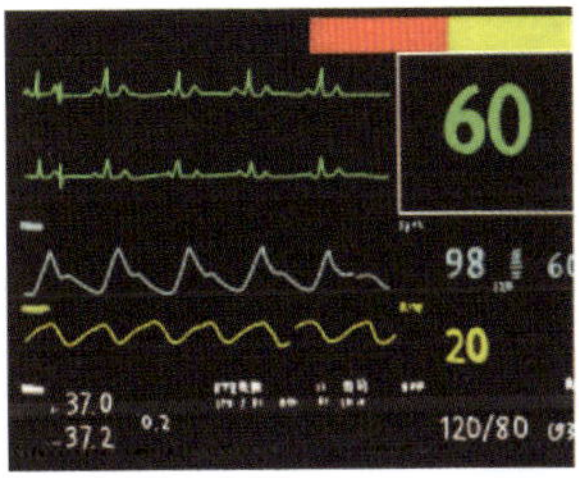

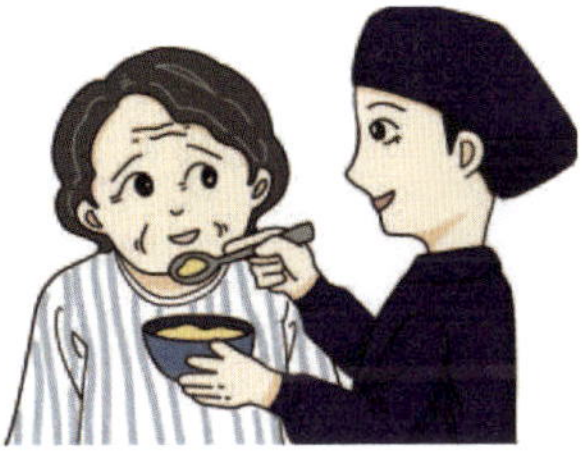

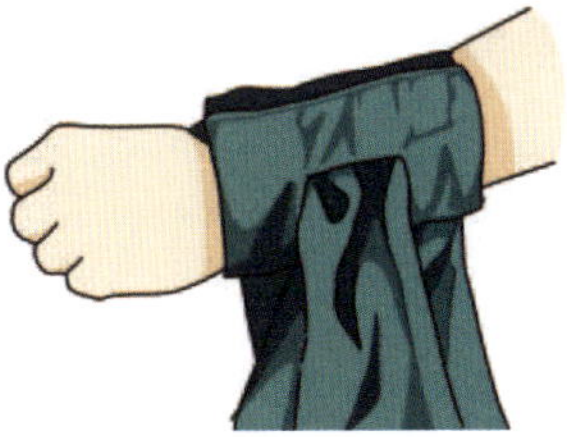

我们怎么去判断患者什么时候能解除约束呢？

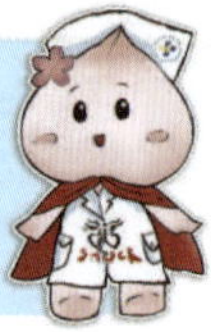

经过医护人员评估，当患者病情平稳，神志清醒，精神或定向力恢复正常，可以配合治疗，无攻击、拔管行为或倾向的，可以考虑解除保护性约束。

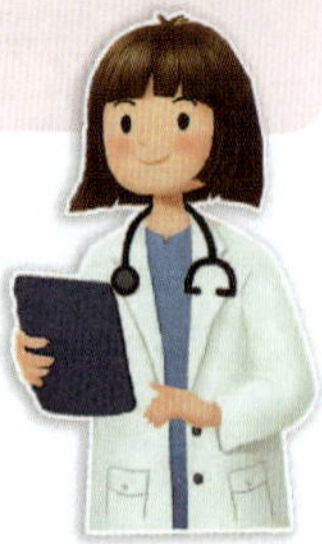

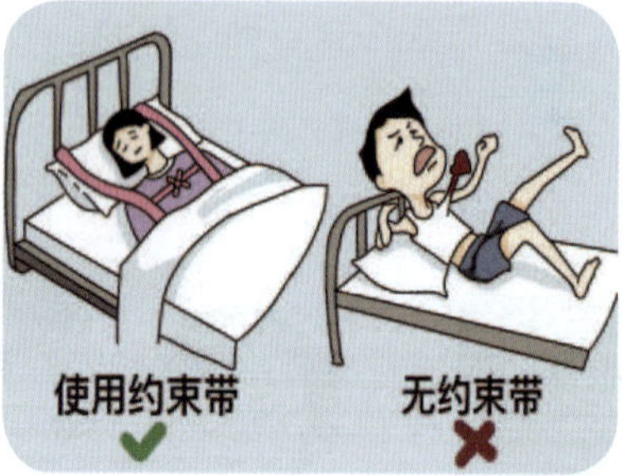

ICU 生命之“路”

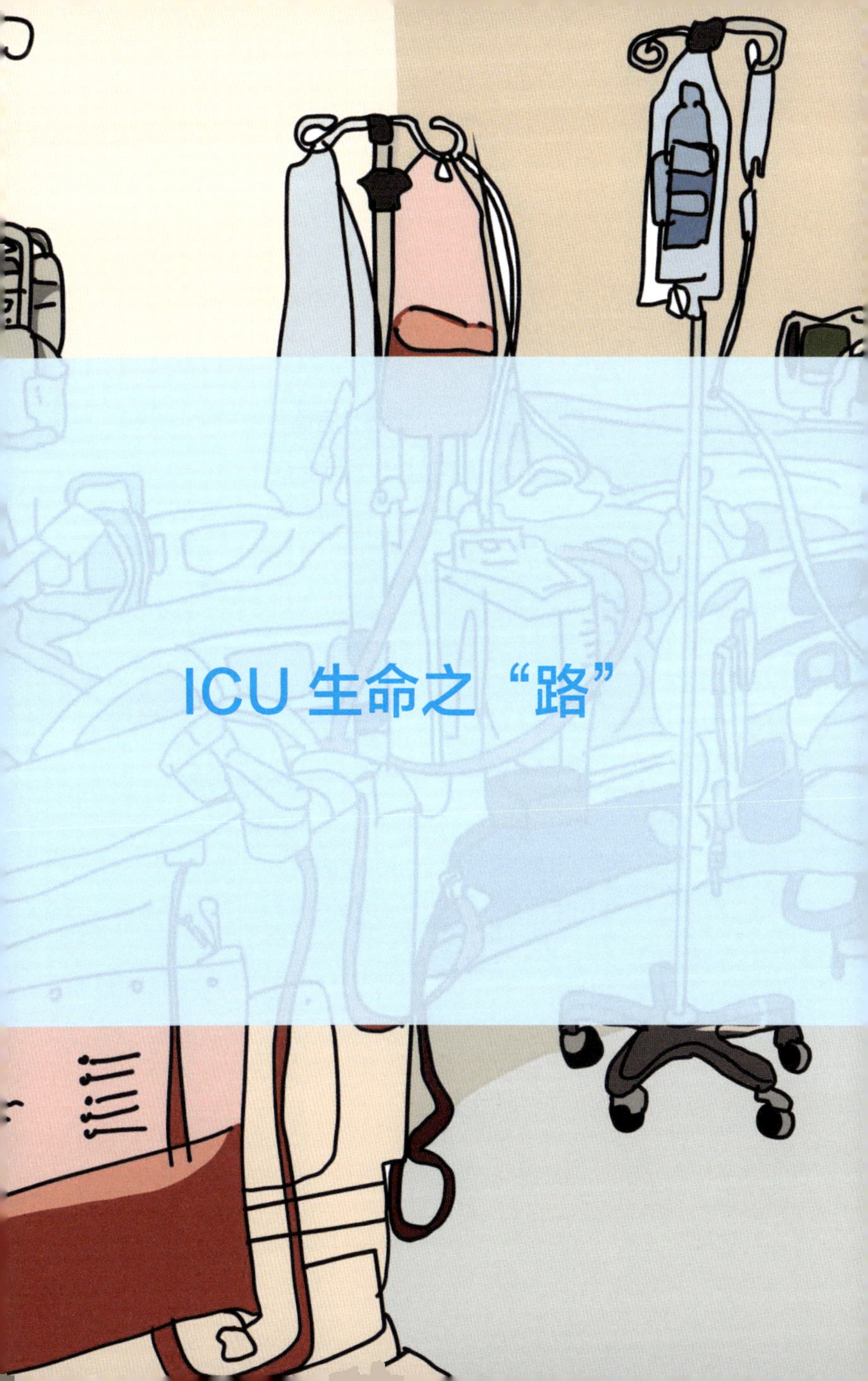

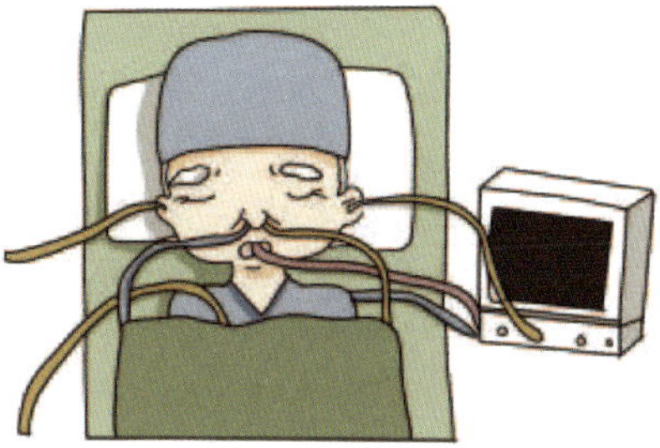

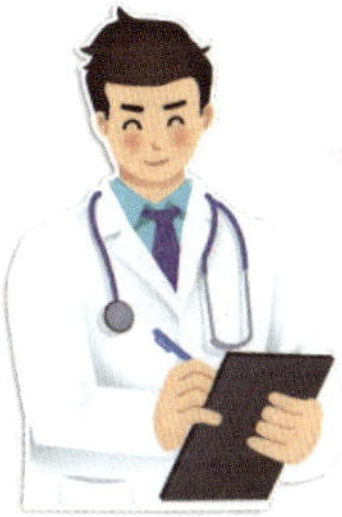

重症患者身上有很多管道，但这些“管道工”可都扮演着不同的角色，起着重要作用的，可不能小瞧哦！

能给我们具体讲一讲吗？

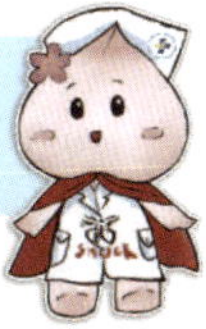

当然可以啦，我们先分几个大类来讲吧。

供给性管道是指将氧气、能量、水分或药液补充到体内的管道。像常见的有胃管、氧气管、口鼻咽通气道气管插管、气切导管等。

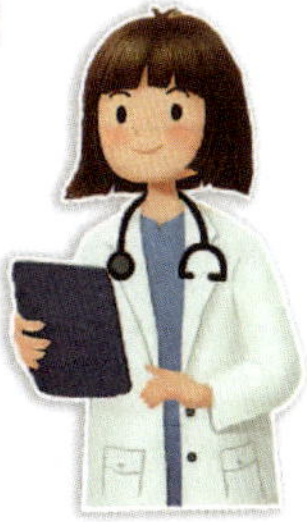

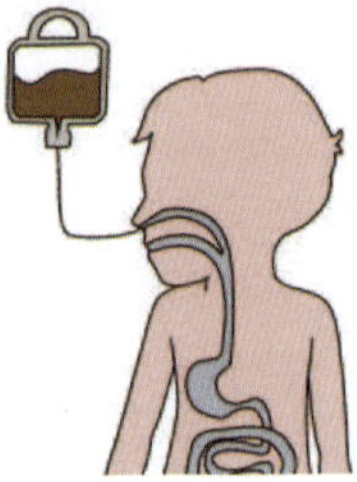

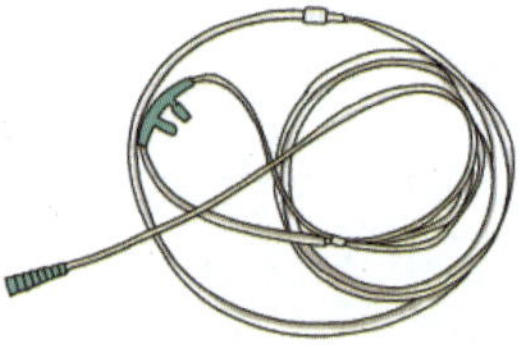

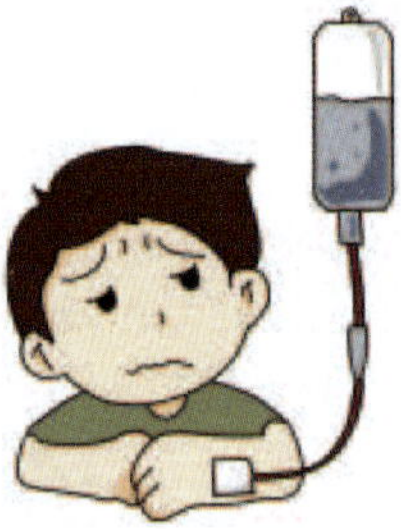

懂了，就是可以带来能量的管道。

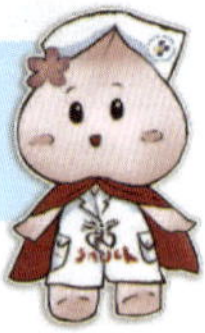

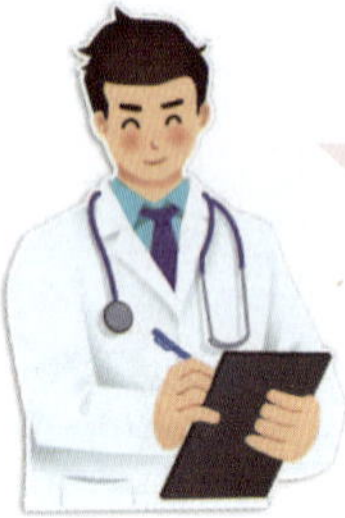

排出性管道是指通过专用管道引流出液体、气体等；比如脑室、胸腔、腹腔盆腔引流管，导尿管等。

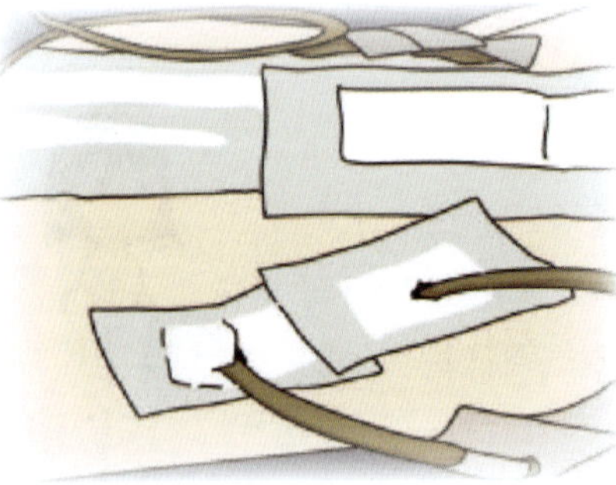

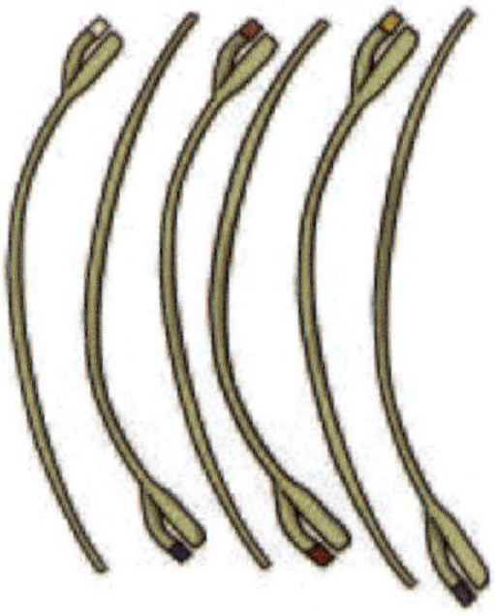

监测性管道是具有监测和观察生命体征功能的管道，放置在体内，例如动脉置管、具有监测性质的深静脉置管等。

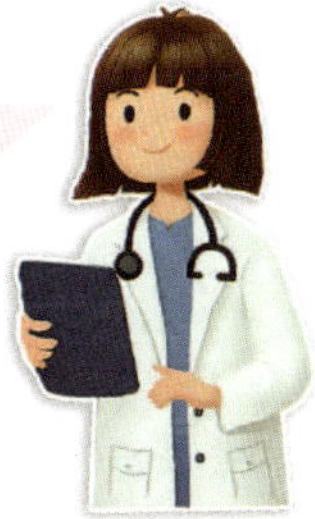

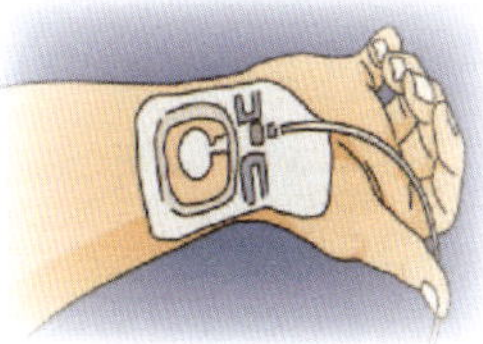

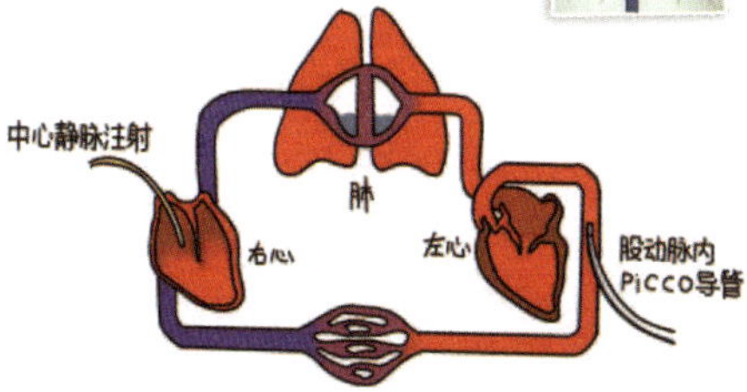

这么多啊，我知道在 ICU 里，因为病情需要不可避免地置入很多管子，但它们分别是用来干什么的呢?

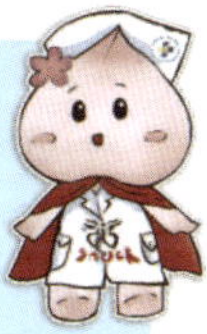

气管导管 / 气切导管

气管导管可经口或鼻腔插入气道，通过管路连接呼吸机给予患者机械通气，实现通气功能的支持及氧合的改善，某些病人需长期机械通气或存在喉头水肿、梗阻等情况，则需要在颈部行气管切开术，将导管置入到气道，也就是常说的气切导管，这是保证患者呼吸功能的重要通道!

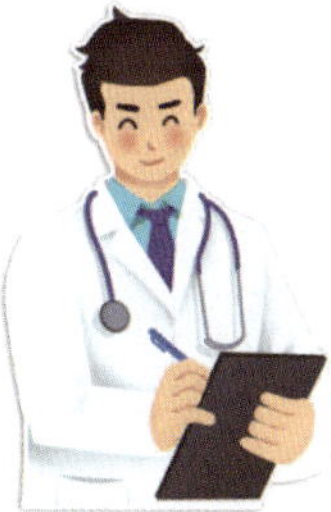

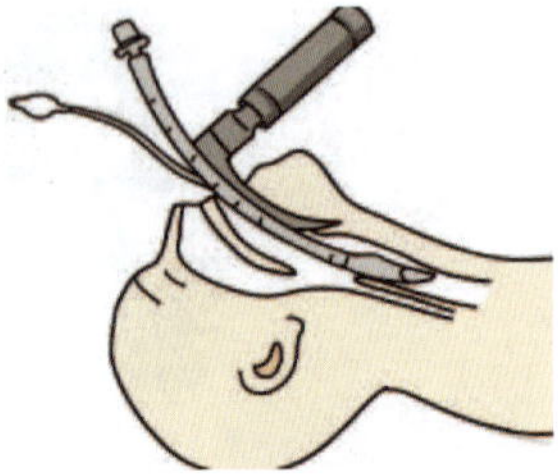

气管插管

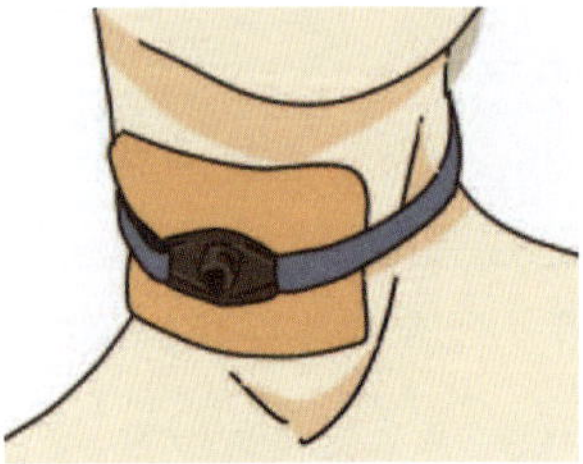

气管切开

口、鼻咽通气道都用于维持患者的通气功能，确保氧气供应和二氧化碳排出。

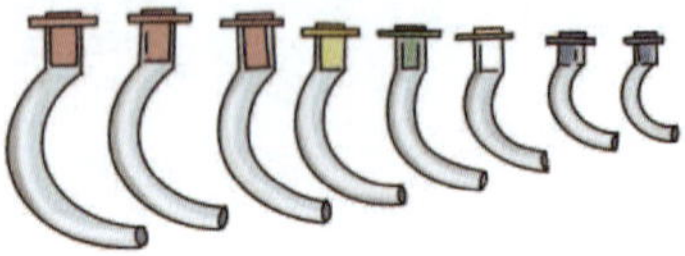

口咽通气道用于患者口、咽、喉等气道分泌物增多时吸引；癫痫发作或抽搐时使用，保护舌头以免受伤等。

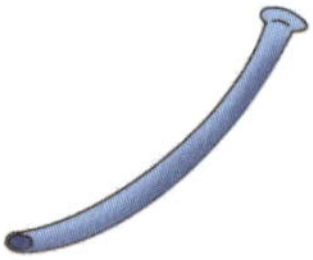

鼻咽通气道在患者牙关紧闭不能经口吸痰、睡眠呼吸阻塞性呼吸暂停患者发病时、昏迷患者舌根后坠造成的不完全呼吸道梗阻时使用。

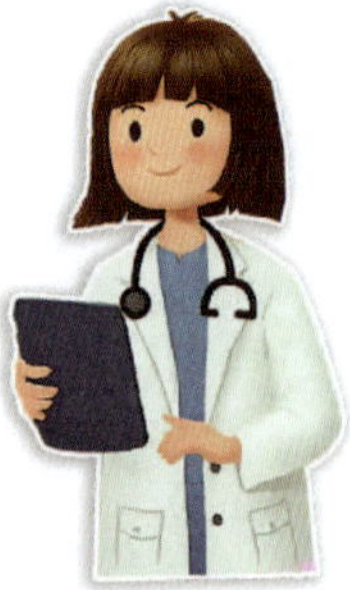

看来这些管道可不是一般的重要啊！

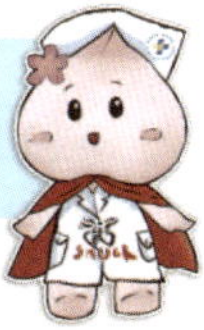

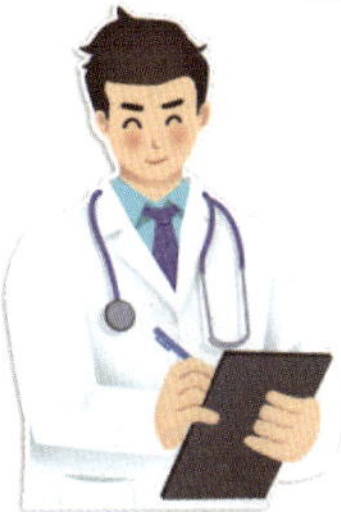

胃管

胃管是由鼻腔插入，经咽部、通过食管到达胃部的管道，作用包括胃肠减压、防止误吸、营养支持、给药等。消化道出血时留置胃管，连接负压引流器，还可以胃肠减压，观察引流液的性状以及引流量。

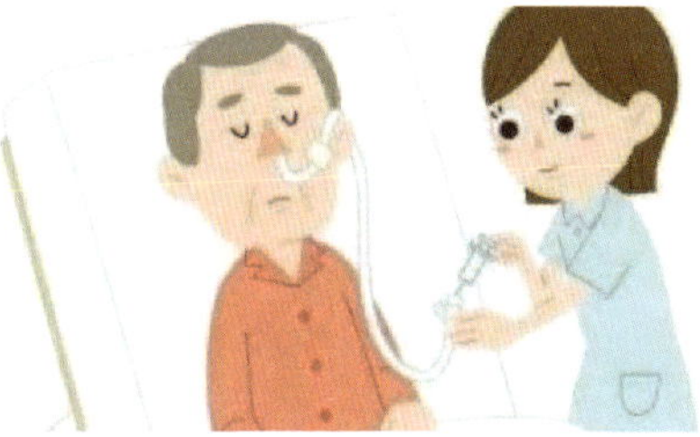

胃管注食、药物

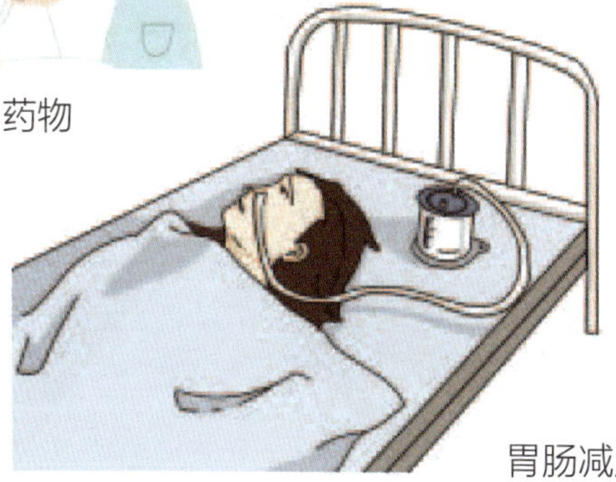

胃肠减压

这还只是一部分吧，这些“管道工”真不容易！

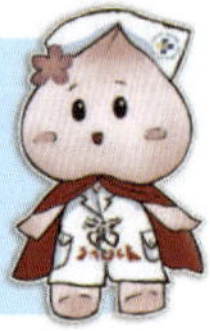

还有许多其他重要的管道呢，都是我们的观察护理重点。

深静脉置管

它是一条静脉“高速公路”，常用于快速大剂量补液，使用高渗性药物、输注肠外营养等，常置于患者的颈部、腹股沟或锁骨处。

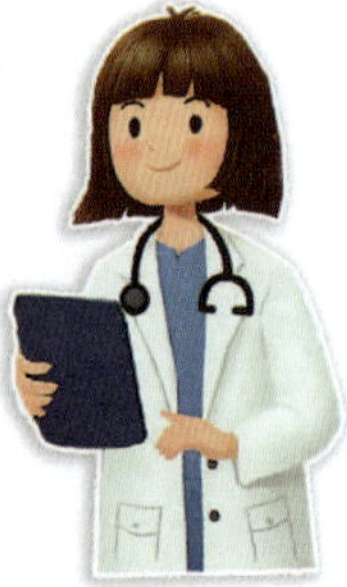

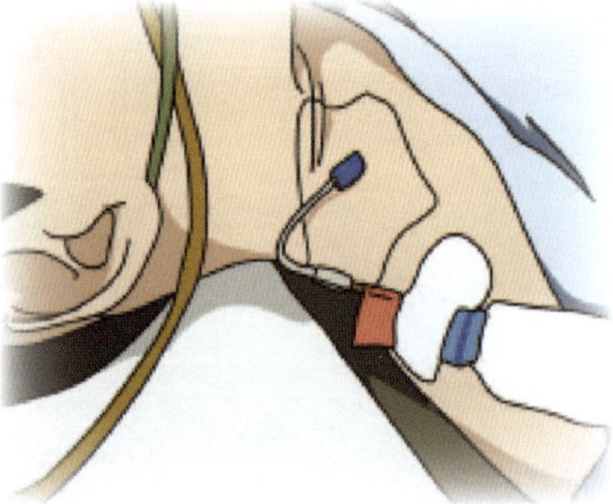

“公路”？这么说来，肯定还有别的作用吧。

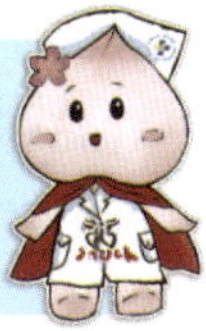

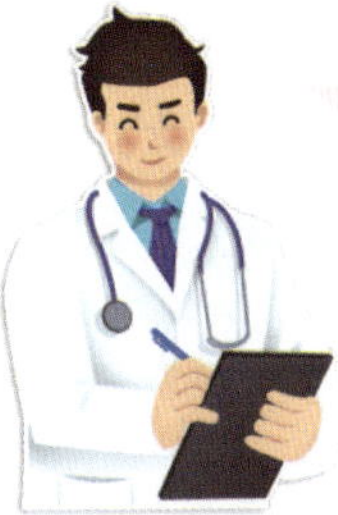

我们还可以通过深静脉行中心静脉压监测及 PICCO 监测，所出数值能指导医护人员进行容量管控，进行液体复苏等。

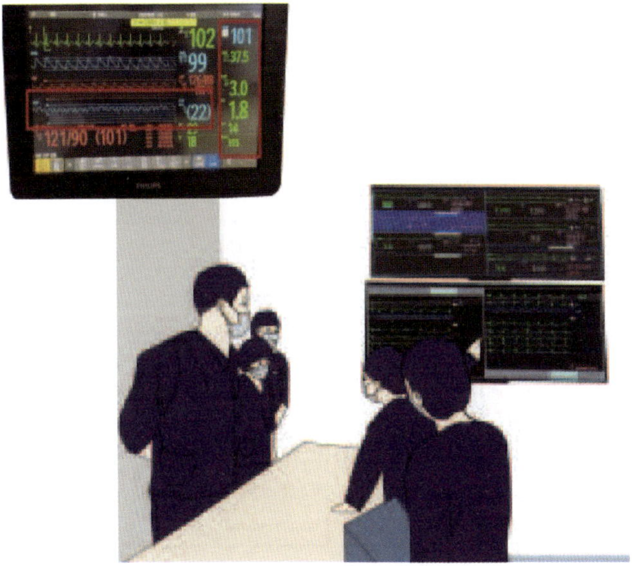

哇哦，小管道，大作用！

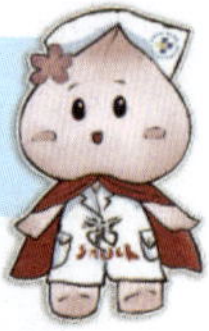

脑室引流管

经颅骨钻孔放置引流管将脑脊液引流至体外，是为了降低颅内压等，还可以经引流管向颅内注射药物。

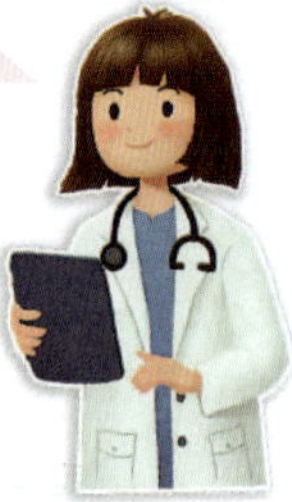

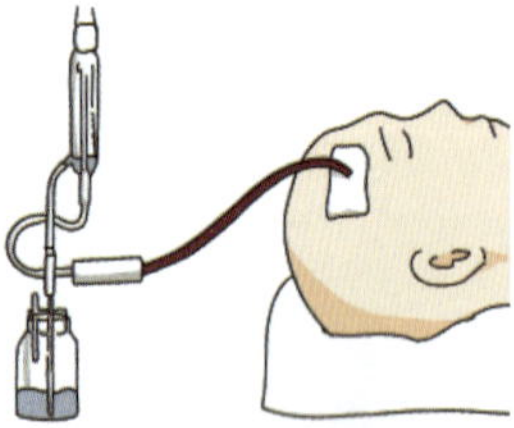

胸腔引流管

是一种引流胸腔积气或者积液的管道，可以把胸腔积气和积液引出体外，重建负压，保持纵隔的位置正常，用于改善胸腔积液，也适用于气胸以及血胸的治疗。

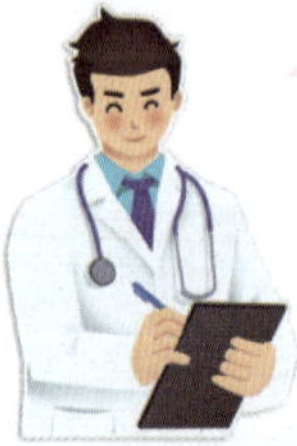

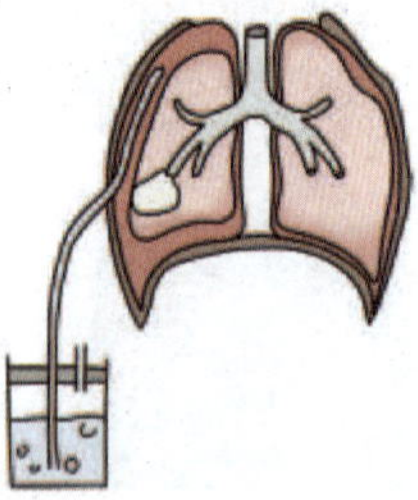

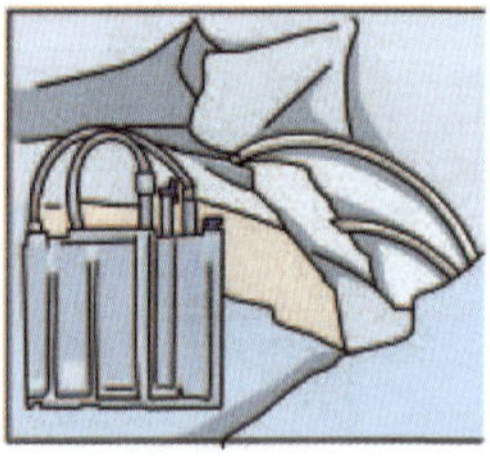

腹腔置管

及时排除积液、积血、积气、坏死组织和异物，改善血液循环，防止感染，坏死，促进炎症消退，保证缝合部位愈合良好，减少并发症的发生。

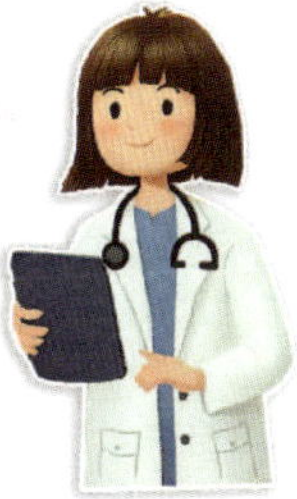

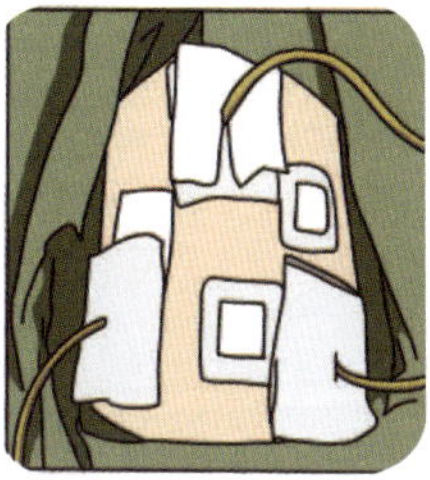

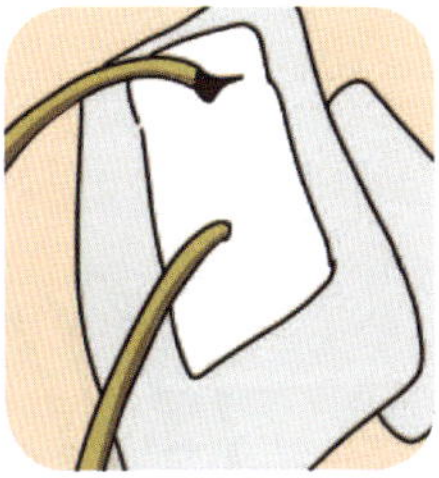

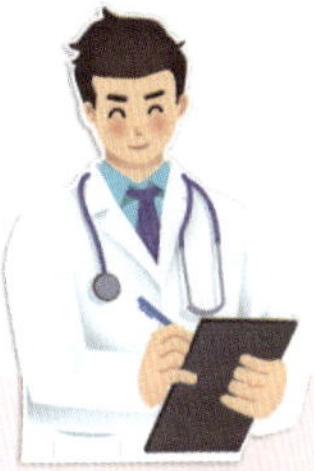

盆腔引流管

将盆腔内的积液、积血、脓液以及术后创面的渗液、渗血、冲洗液等液体引出体外，目的是通过引流减轻炎症刺激及播散，防止感染，减轻盆腔组织粘连，减少局部伤口张力，促进创口愈合及功能恢复。

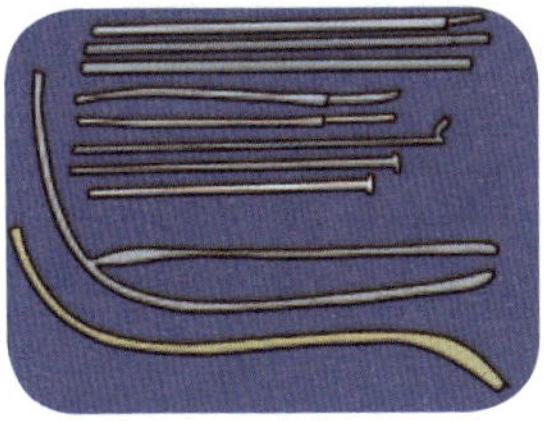

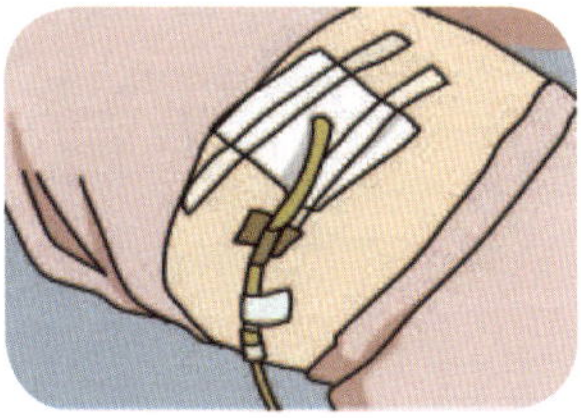

导尿管

ICU 的患者大多都需要留置导尿管，休克或者危重患者需要准确记录尿量，监测病情变化。患者昏迷、尿失禁或者会阴部有损伤时，留置导尿管可以保持会阴部干燥、清洁，避免尿液的刺激，也可通过尿管测定膀胱压力、监测腹腔内压力。

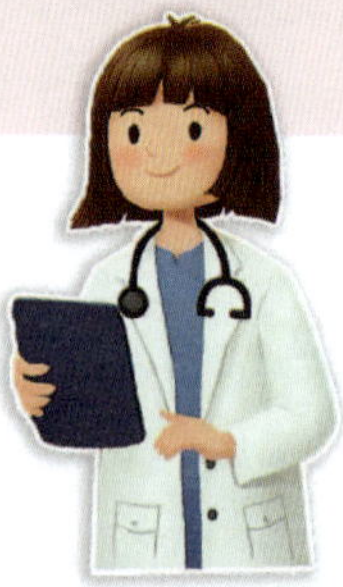

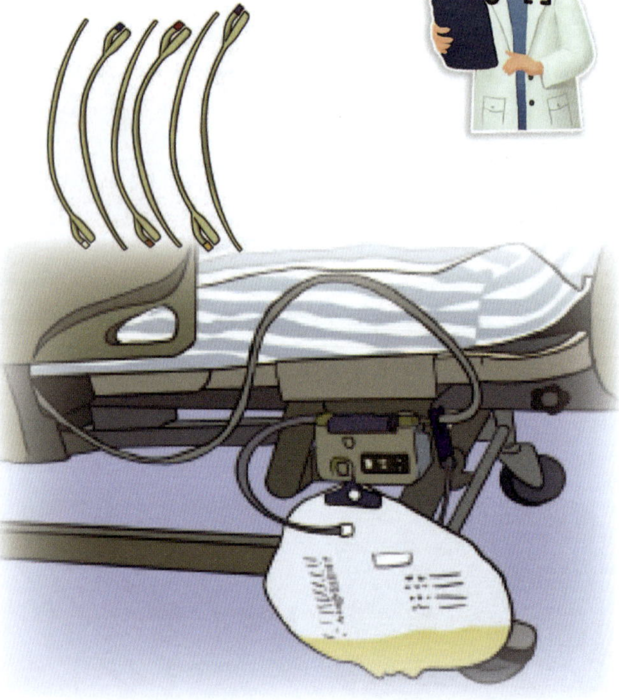

经外周静脉穿刺中心静脉置管

通常放置在病人肘窝部比较粗的三根静脉中，一般从贵要静脉、肘正中静脉、头静脉中任选一条，为患者提供中、长期的静脉输液治疗，静脉输入刺激性强的药物等。

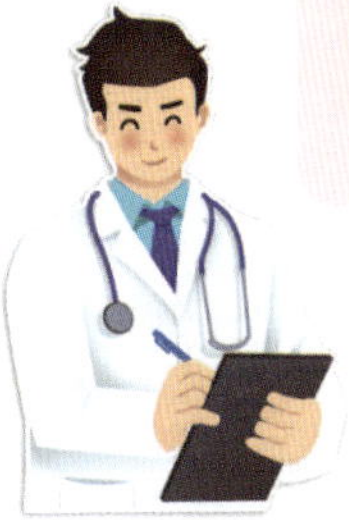

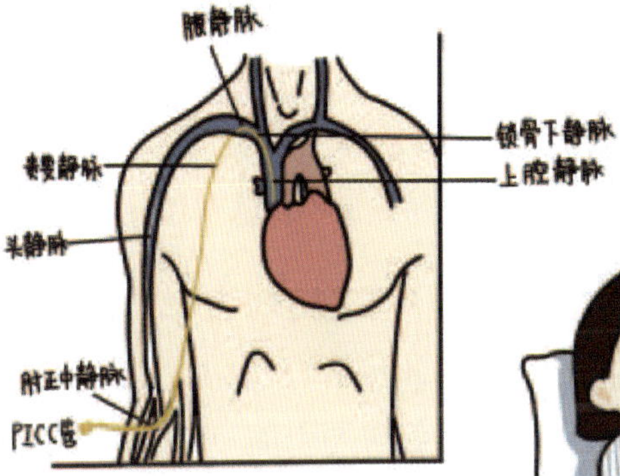

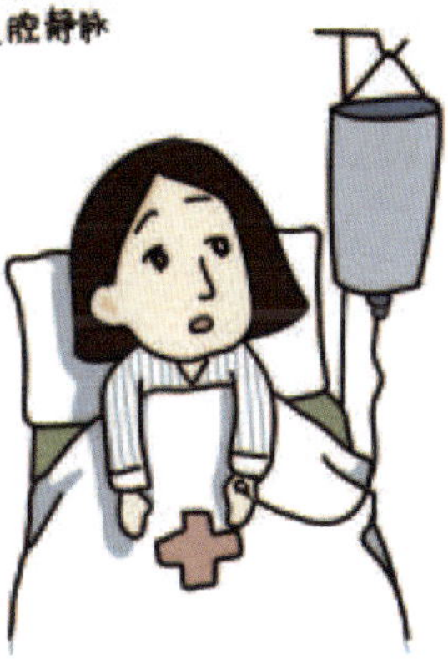

血液净化管道

通过管道连接血液净化装置，清除血液中的代谢废物及有害物质，超滤出体内多余的水分，达到维持机体水、电解质和酸碱平衡的治疗目的。

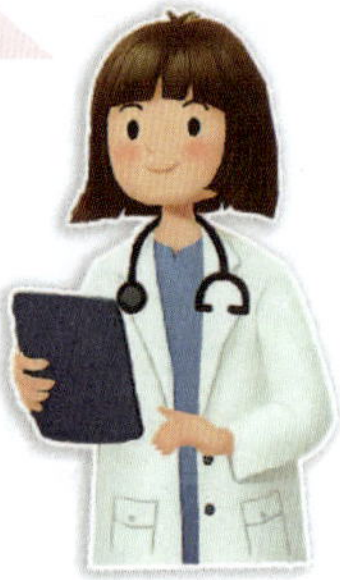

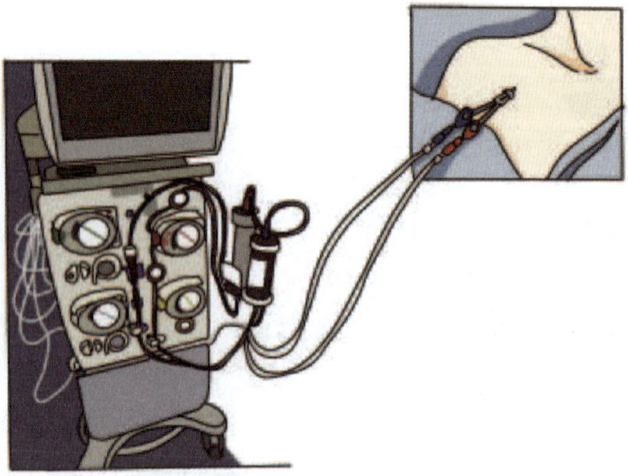

真空封闭引流

是一种利用负压环境促进伤口愈合的管道。通过在伤口表面创建一个封闭的负压空间，该技术能够有效地减少伤口水肿，刺激肉芽组织的快速生长，并显著降低感染的风险。

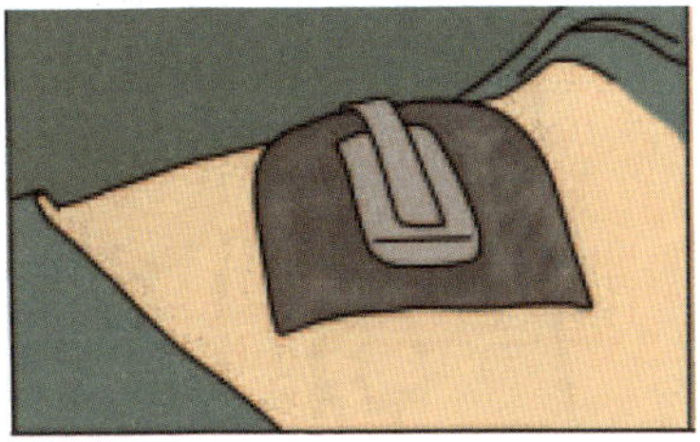

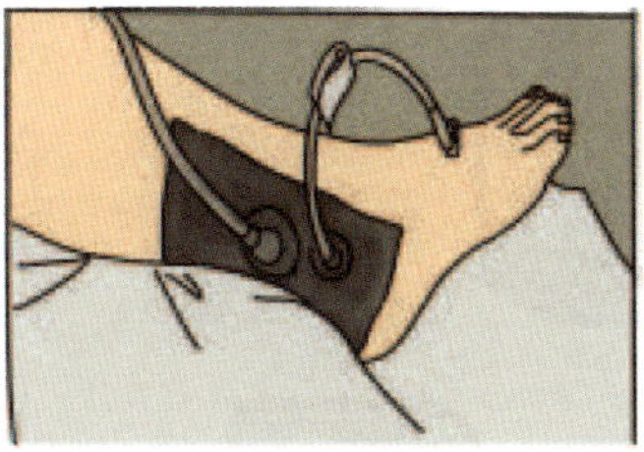

其实细微之处还有很多，这些是比较常见的生命之“路”。

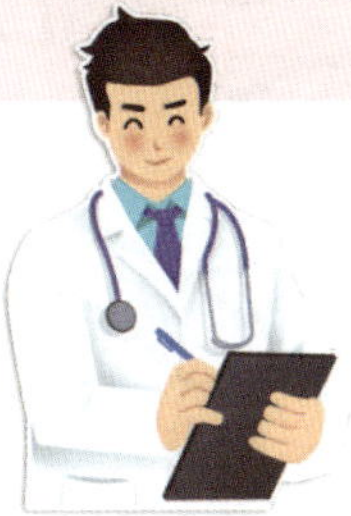

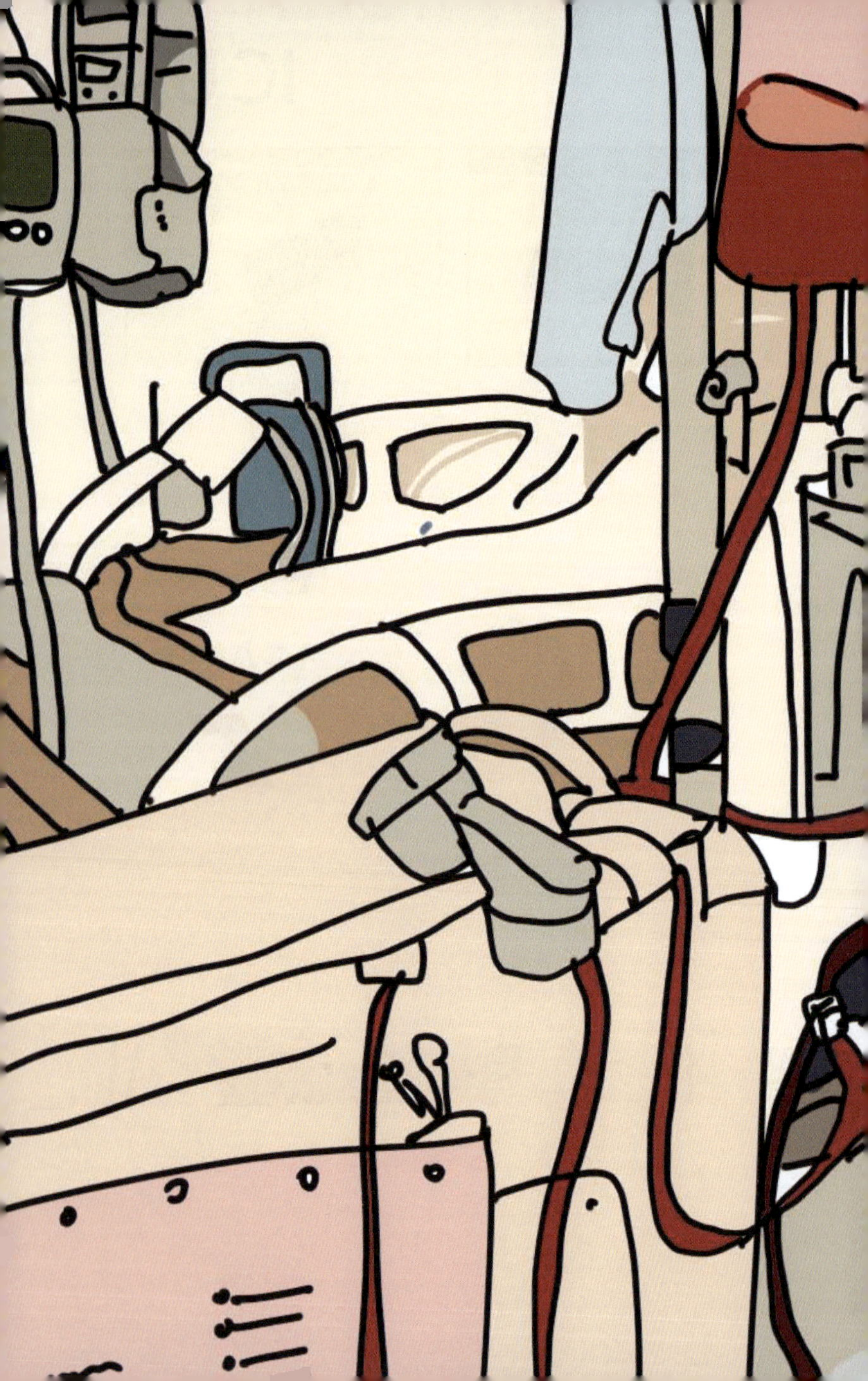

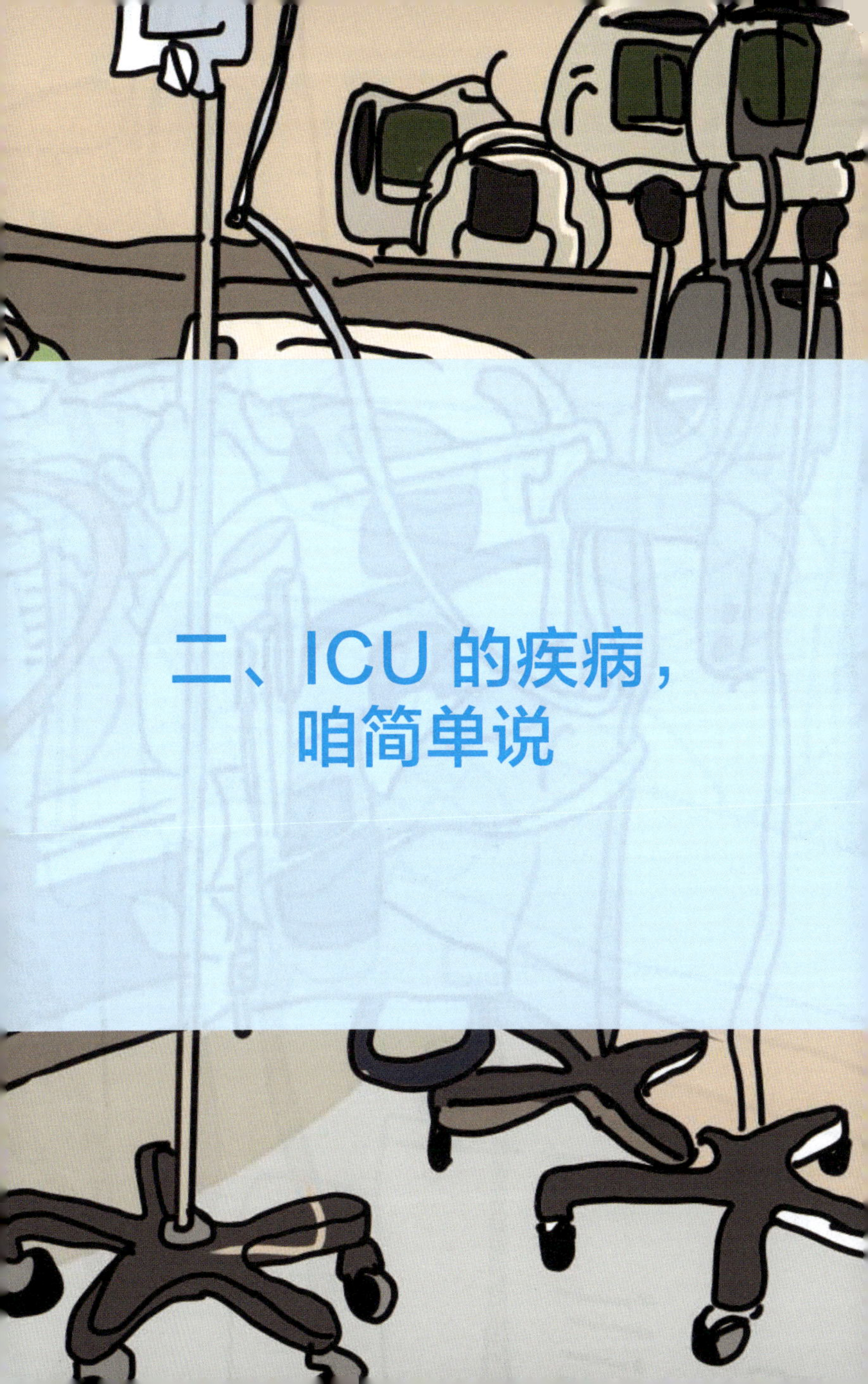

二、ICU 的疾病，咱简单说

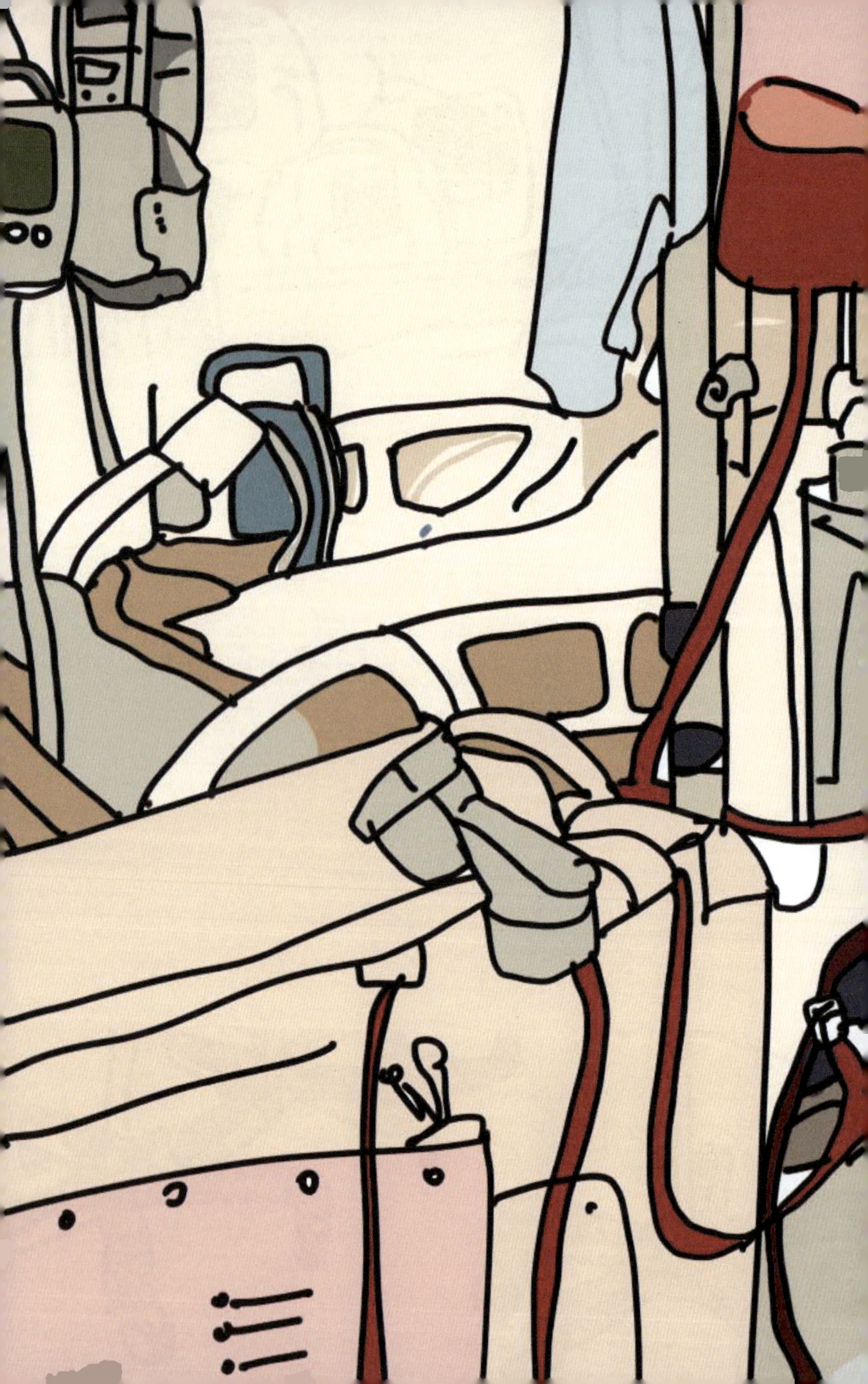

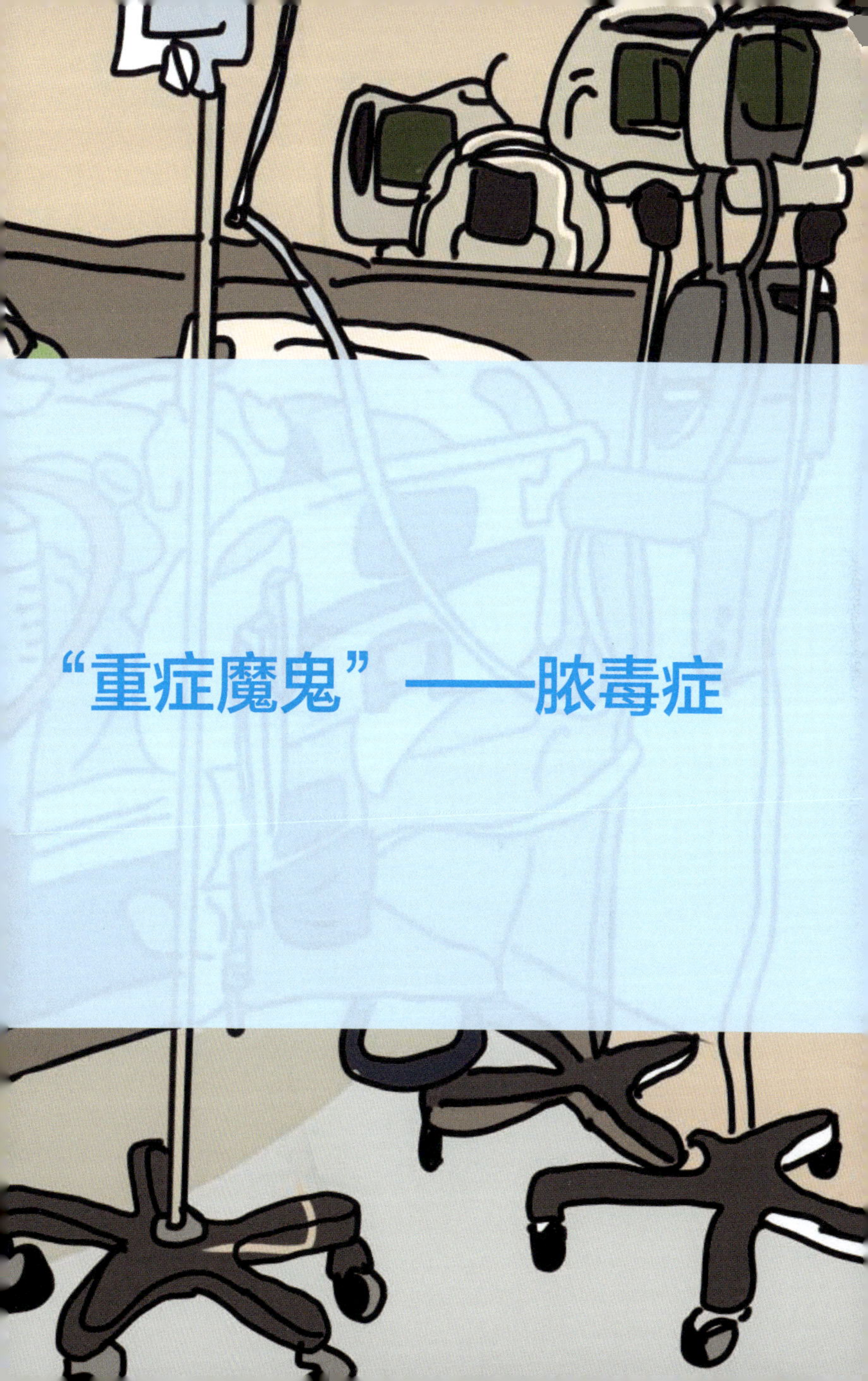

“重症魔鬼”——脓毒症

医生，我看到一篇文章说脓毒症已经成为人类死亡的第四大威胁，那脓毒症是一种什么疾病呢？

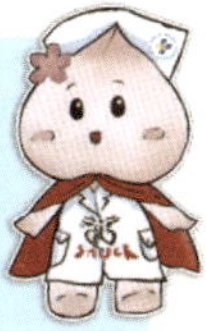

脓毒症不是一个单一的具体疾病而是一个临床综合征，是我们机体面对各种病原感染时，自身内部的守卫部队——免疫系统产生了混乱和崩溃，最终导致多器官功能障碍的统称。

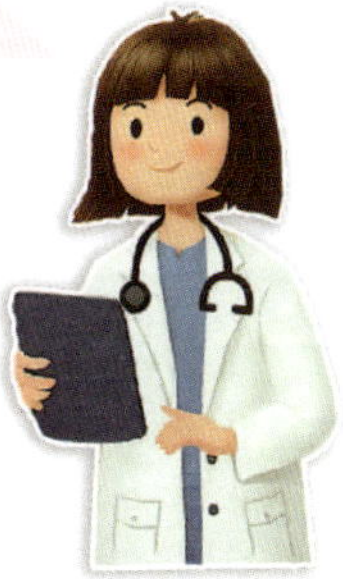

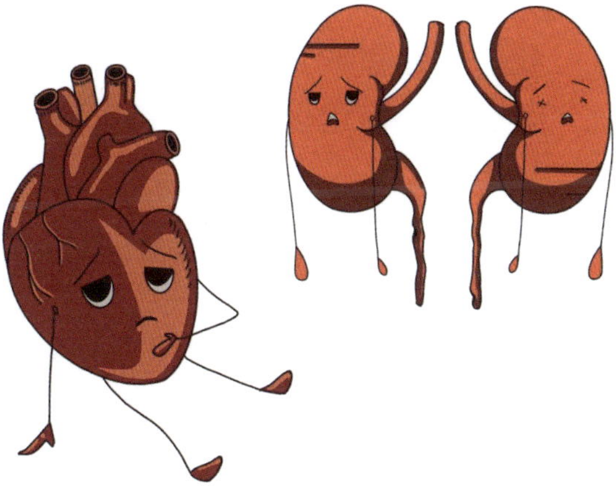

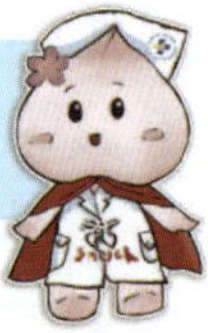

哪些情况下容易引起脓毒症呢？

免疫力低的人群是脓毒症的高危人群，比如年龄大于65岁的老人、婴幼儿、孕产妇、糖尿病患者、应用免疫抑制剂的患者、肿瘤患者、大手术后的患者，它就像个乘虚而入的杀手。良好的生活习惯，日常的警惕预防和医生的良好配合，是与其对抗的法宝。

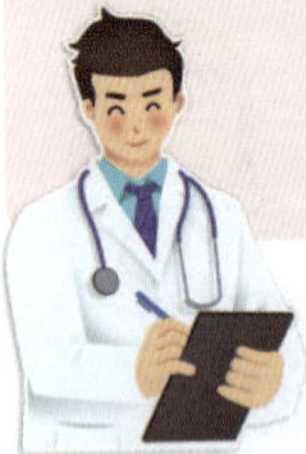

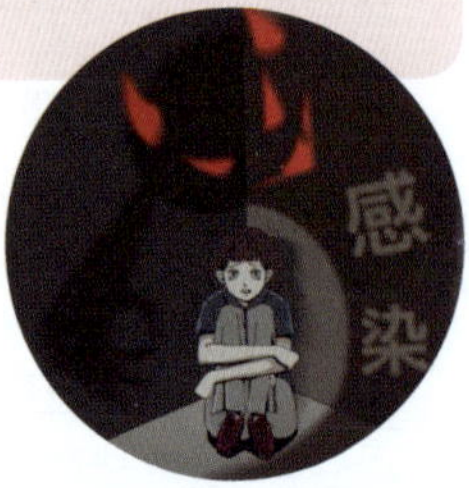

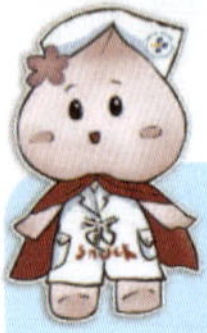

我们不是有很多抗生素吗，为什么脓毒症还有这么大的危害？

脓毒症和一般的局部感染可不同，脓毒症已经导致了血压下降、心脏、肝脏、肾脏等多器官功能障碍，治疗过程是非常复杂的，并且脓毒症的病死率是以小时递增的，早发现早治疗是非常必要的。

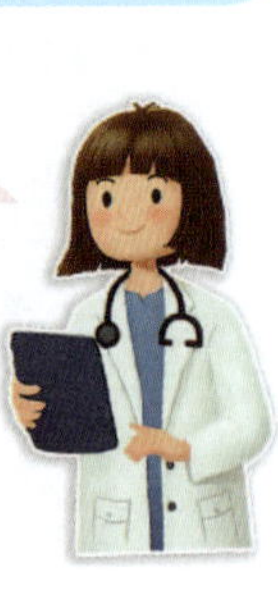

那我们能早点识别脓毒症吗？

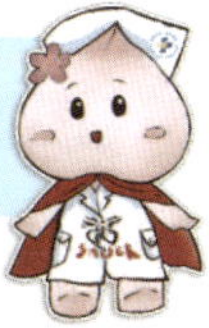

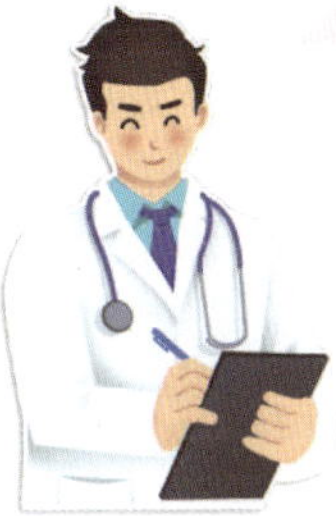

对于一些看似平淡无奇，但有些蹊跷的症状要加强关注，如38.5℃以上的高热、呼吸憋喘、心跳加快、言语错乱、嗜睡等，以上这些症状都有可能是脓毒症侵袭时身体报警的信号。对于以上这些信号不能掉以轻心，发现后应及时就医。

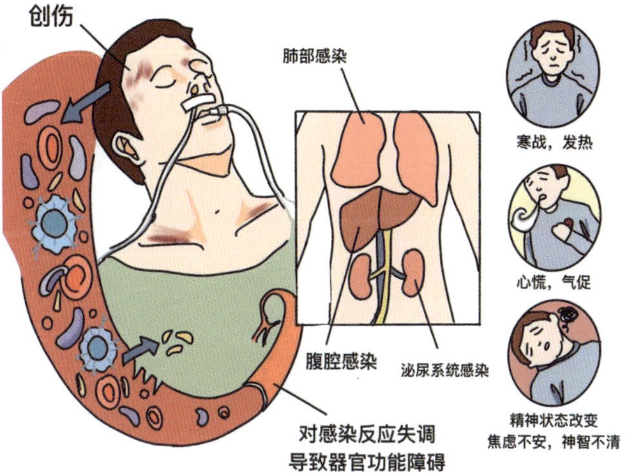

那么到了医院之后病人会接受怎样的治疗呢？

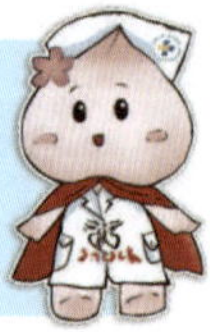

病人就诊后我们会严密监测生命体征，采集血、尿、便等样本送检，同时还需要做心电图、超声、CT 等检查，甚至还要做病原体基因检测，帮助医生快速明确诊断。治疗主要包括抗生素以及维持血压、改善受损器官功能、提升免疫力等治疗，有时甚至需要外科手术治疗，治疗过程是非常复杂的，并且花费巨大。

我们还需要关注心脏、肺、肝、肾等器官的功能情况，如果出现了器官衰竭，我们还要及时的借助外部机器来临时替代治疗。

一旦诊断为脓毒症，应立即来医院就诊，可以说只有重症医学科才能保证良好的救治。

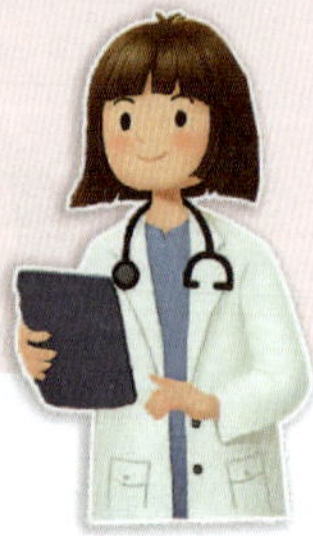

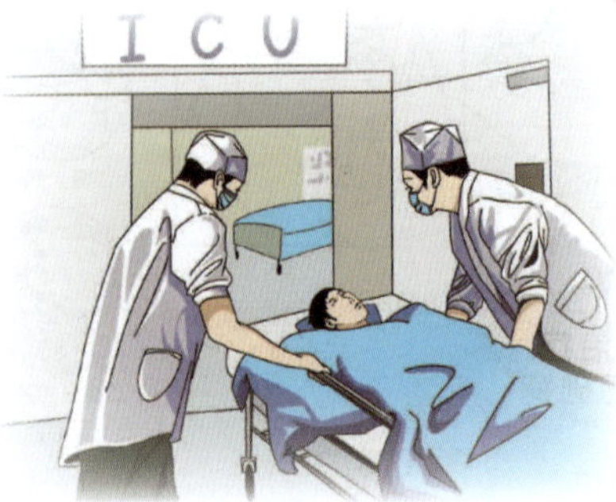

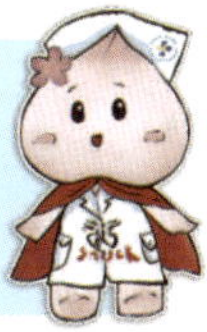

原来治疗还有这么大的学问，那有什么办法可预防吗？

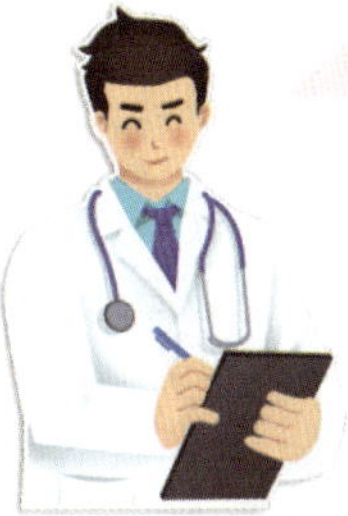

那我们就来说说如何预防感染。首先，我们要保证饮食及居住环境的清洁，勤洗手；第二，我们需要均衡饮食，通过运动来提升免疫力；第三，有基础疾病的一定要积极控制好基础疾病，一旦有发热等身体不适症状尽早去医院就诊。

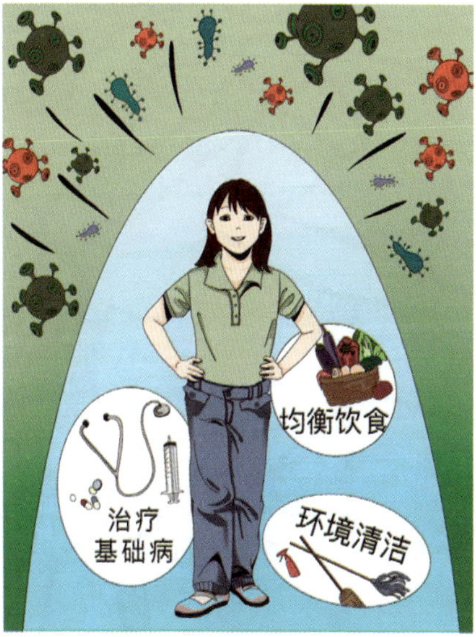

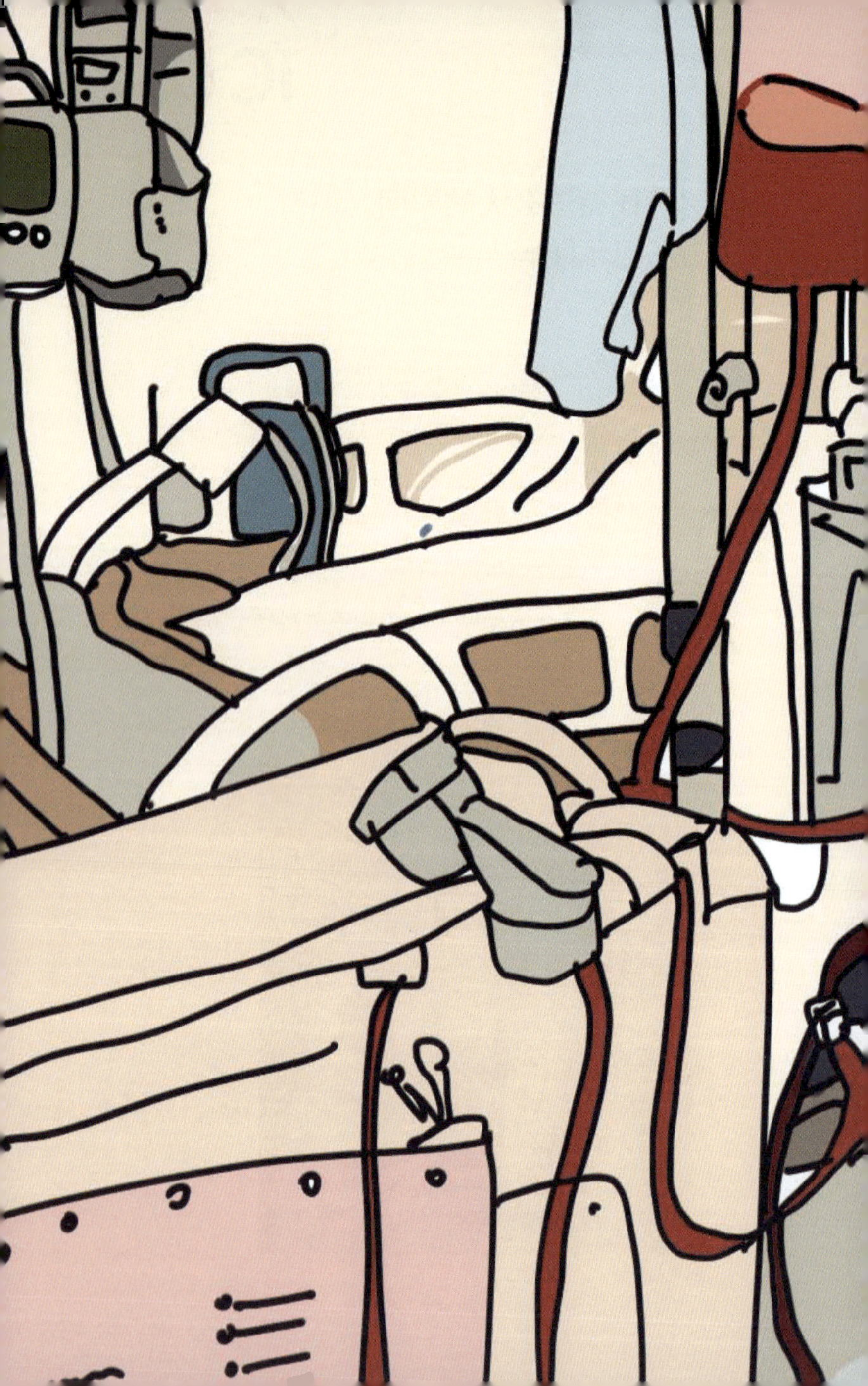

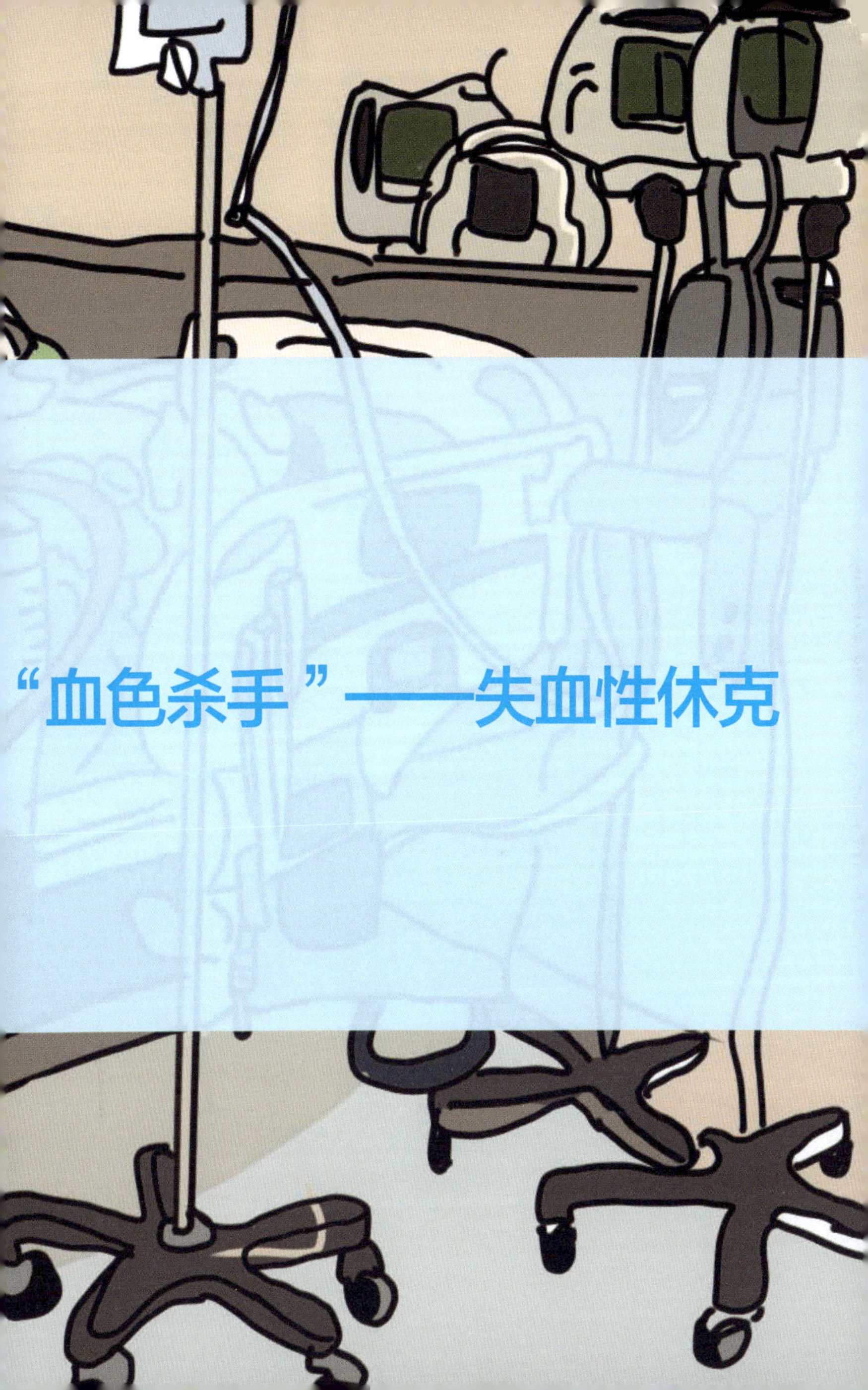

“血色杀手”——失血性休克

今天我们来聊一聊失血性休克吧。

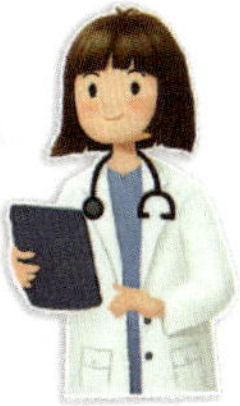

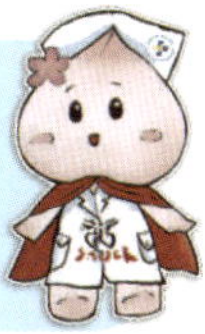

失血应该就是出血吧，那什么是休克呀？

休克一词来源于对英文“shock”的音译，失血性休克是指因大量失血导致有效循环血量锐减而引起周围循环衰竭的一种综合征。一般 15 分钟内失血少于全血量的 10% 时，机体可代偿；若快速失血量超过全血量的 20%，即可引起休克。

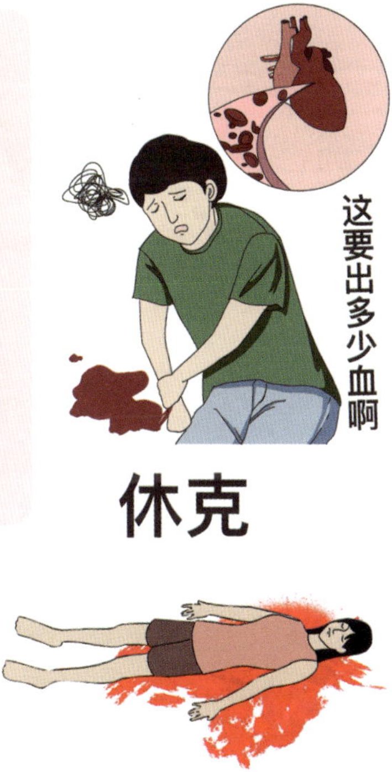

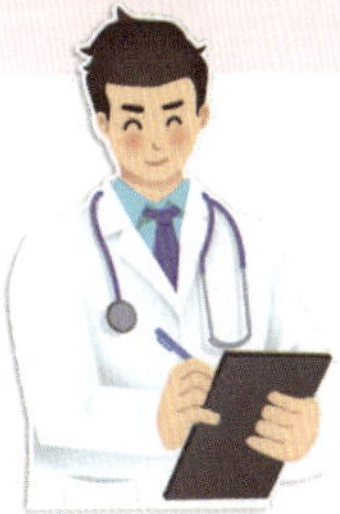

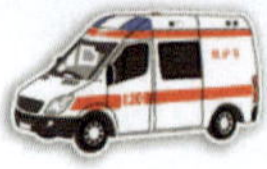

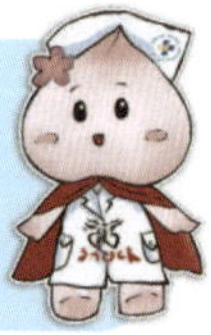

还是不太理解，具体能举一些例子吗？

电影《英雄本色》看过吧？梅艳芳饰演的女主角在中枪以后，那种面色苍白、气若游丝、脉搏微弱的状态就是发生休克了。

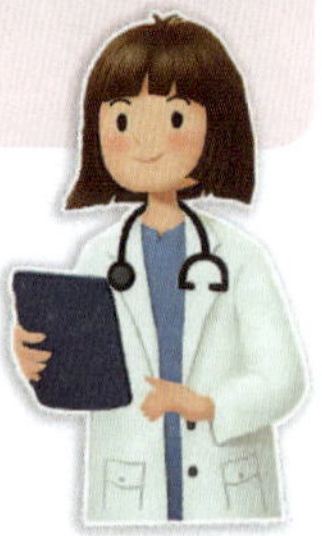

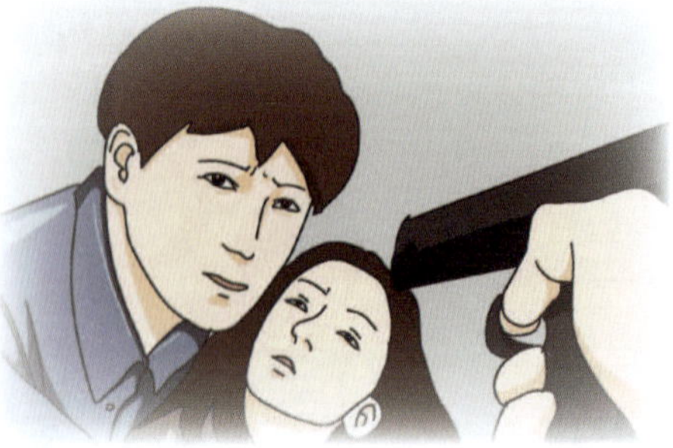

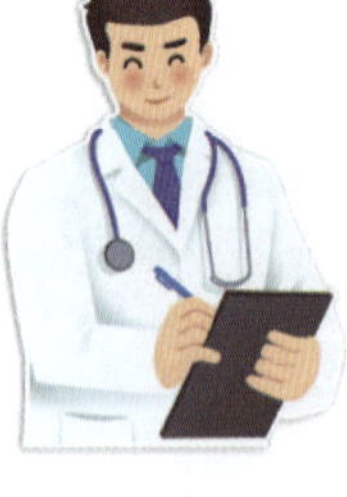

休克的早期往往容易被我们忽视，常常会精神兴奋、话语增多、自觉口渴，后渐渐的皮肤会由红润变得苍白、四肢发凉，逐步出现心慌不安，自觉心跳剧烈，甚至出现胸闷气短、呼吸困难的症状。

休克进一步加重会出现皮肤花斑，甚至昏迷。

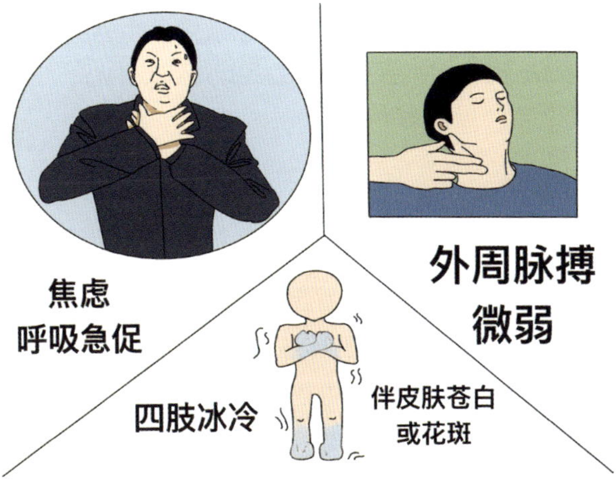

那么作为一名普通民众，是不是看到有人流血就要开始警惕休克了？

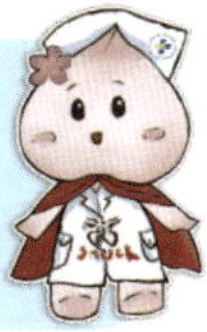

你说的很对，另外还有一些看不到的出血更值得我们警惕，比如合并前述休克症状但没有看到流血的车祸伤、宫外孕、腹腔脏器损伤等往往都看不到出血，最容易被忽视和延误。

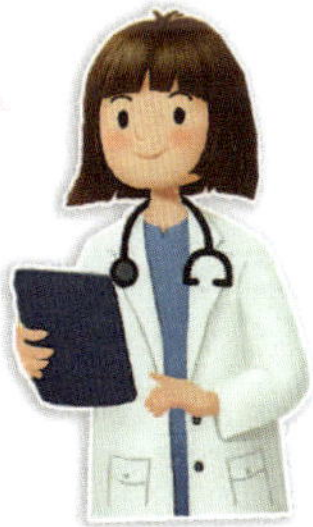

能教给我们一些紧急处理的措施吗?

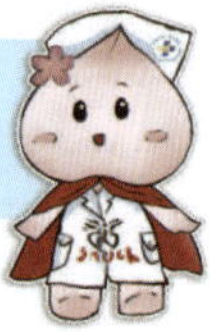

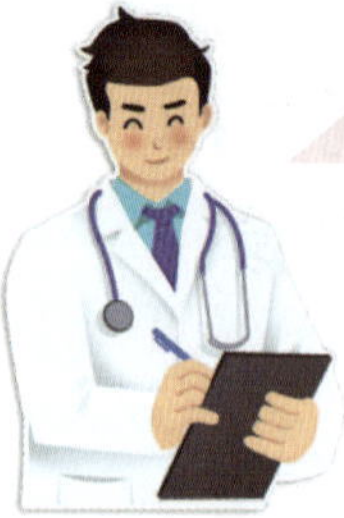

首先要强调的是生活中无论自救还是救助他人都要确定现场是否安全。 在确认现场安全以后，应尽早拨打 120 并开始力所能及的救助。

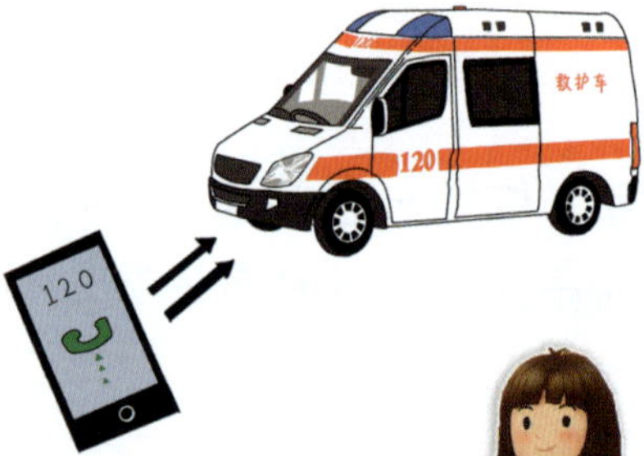

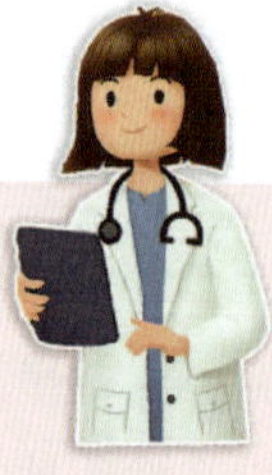

首先确定患者呼吸通畅、神志清楚！

尽早开始止血，常见的止血方法

1. 按压止血

通过手指压迫近心端的动脉来达到止血的目的，是一种临时、短暂、最便捷的止血方法，使用时应注意患肢抬高、位置准确、力度适中。常用压迫点有肱动脉、颞浅动脉、指动脉、股动脉等。

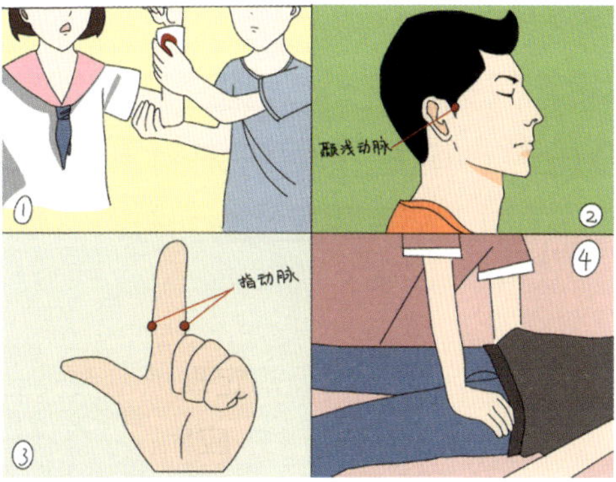

2. 加压包扎止血

适用于小动脉，静脉及毛细血管出血。

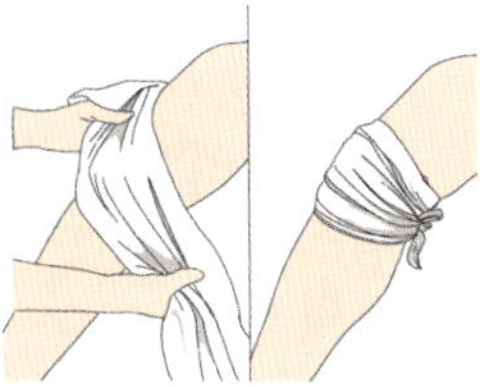

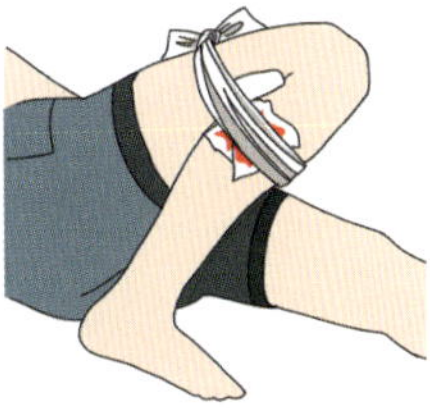

3. 加垫屈肢止血

此法用于外伤出血量较大，肢体无骨折损伤者。

4. 止血带止血

止血带止血法只适用于四肢大血管损伤时，出血凶猛且其他止血方法不能止血时。

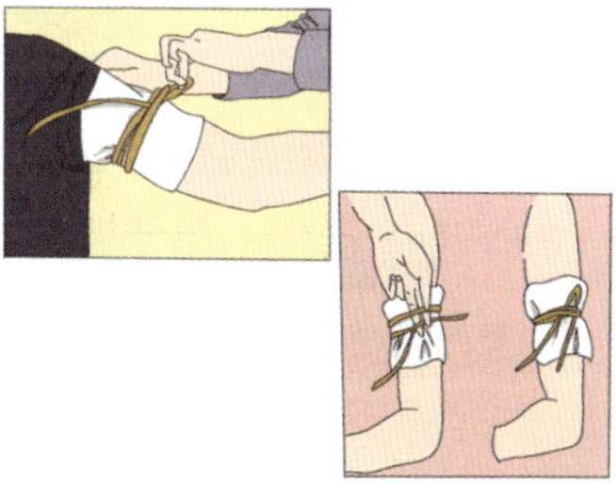

ICU 肯定在失血性休克的治疗中扮演了重要角色，能给我们讲讲针对失血性休克，ICU 都有哪些治疗吗？

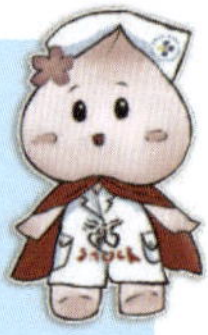

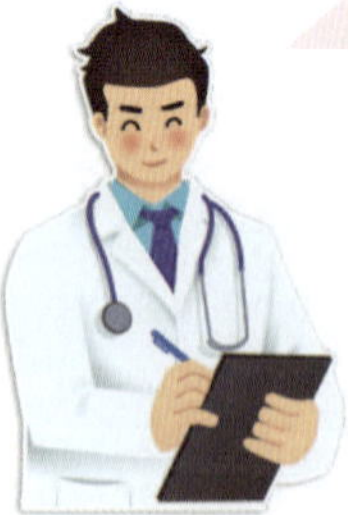

首先给大家介绍一下人体的循环系统，可以想象一下用水管浇花，心脏就像水泵，血管是水管，而血液则就相当于一种成分比较复杂的水，我们的组织器官就是花。

失血性休克就相当于浇花的水管破了，水管里的水都流到外面去了，水的压力不足，浇不到花，花就会干枯死掉。

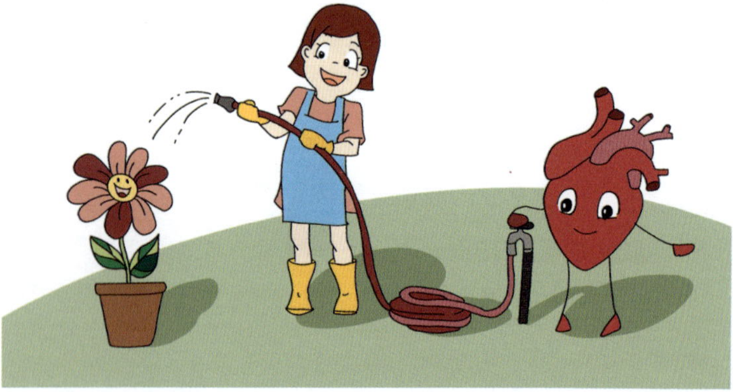

ICU 收治病人要尽可能快地了解患者的情况，包括出血部位在哪？出血控制住了吗？凝血怎么样？生命体征怎么样？

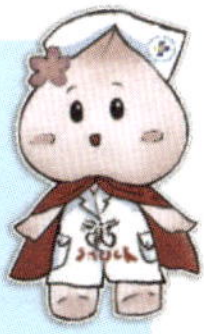

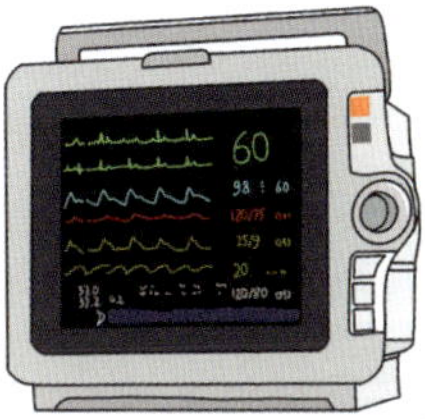

心电监护监测患者生命体征

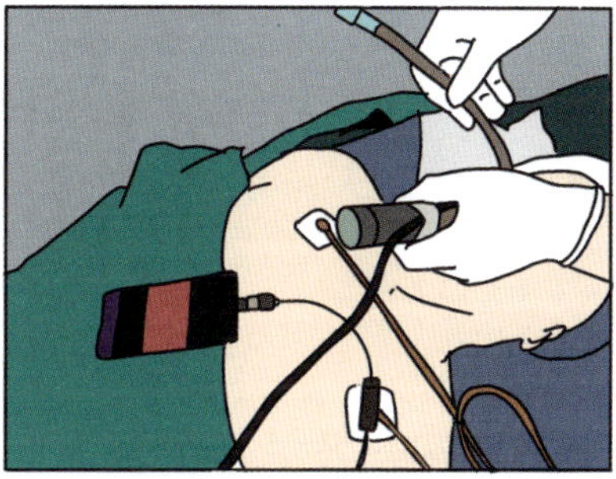

ICU建立人工气道后，在更安全的情况下为可疑活动性消化道出血的患者急诊完善床旁内镜寻找出血点

评估完成后就要及时地给予相应地治疗 。包括药物止血以及寻求多学科诊疗控制患者出血。

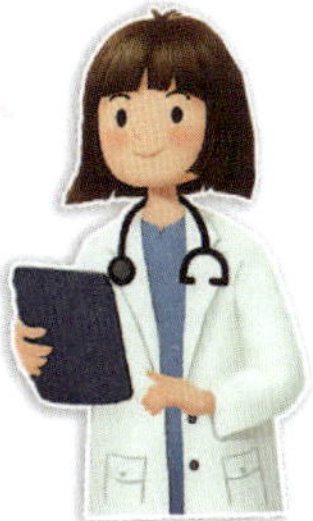

纠正失血性休克需要快速地补充血容量，输血以改善贫血，补充凝血因子，纠正酸碱平衡电解质紊乱，必要时使用血管活性药物来维持血压。

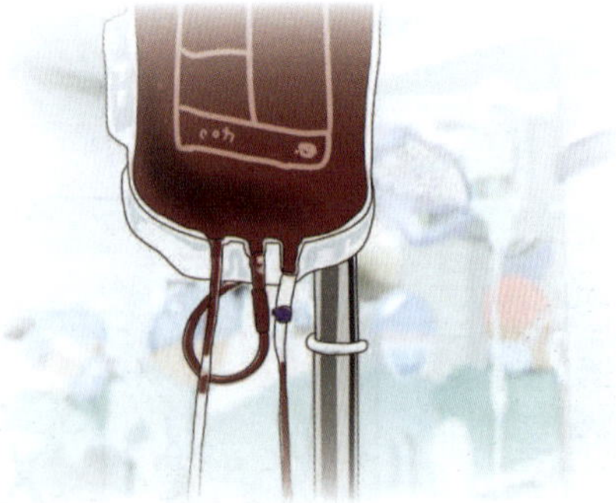

对于昏迷的病人还需要保护性的建立人工气道，主要目的都是为了维持生命体征，让“花能浇到水”，以保证重要脏器的功能。

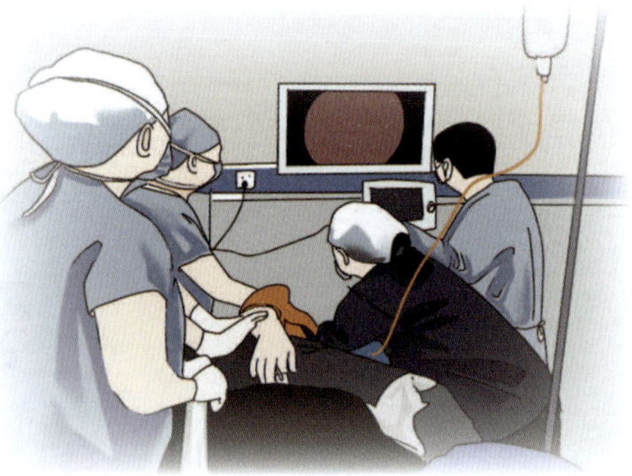

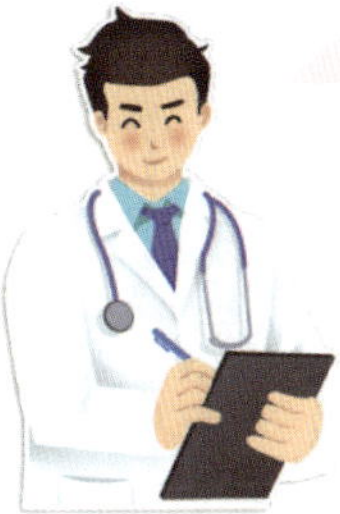

跟大夏天浇花会引起花损伤一样，经过输血补液等纠正休克也会导致缺血再灌注损伤及全身炎症反应，并有可能出现重要脏器功能不全，比如急性肾损伤、肝功能不全等，必要时需要血液透析滤过及人工肝治疗。总之针对失血性休克，只要能及时止血预后还是很好的。

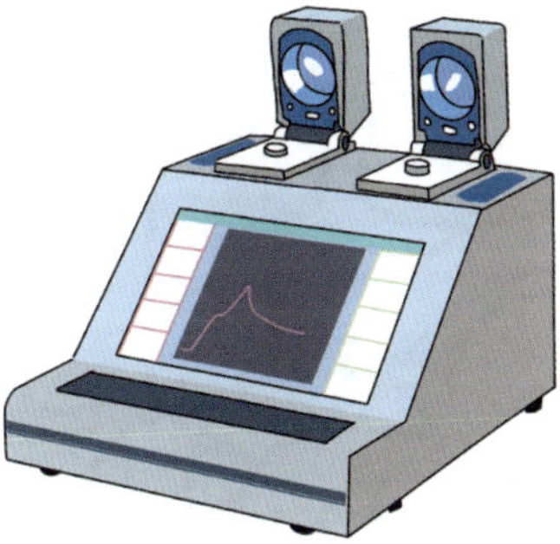

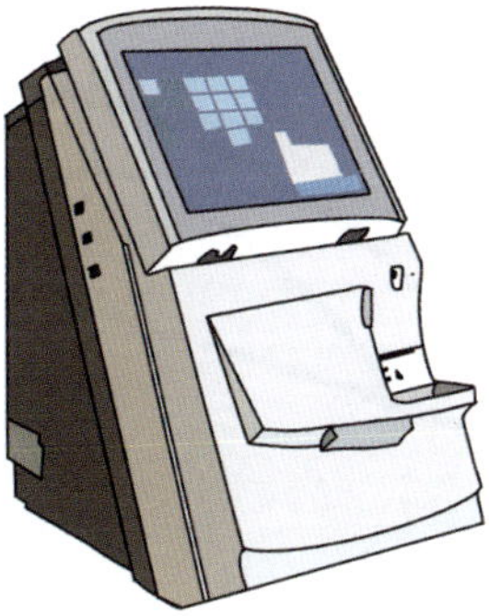

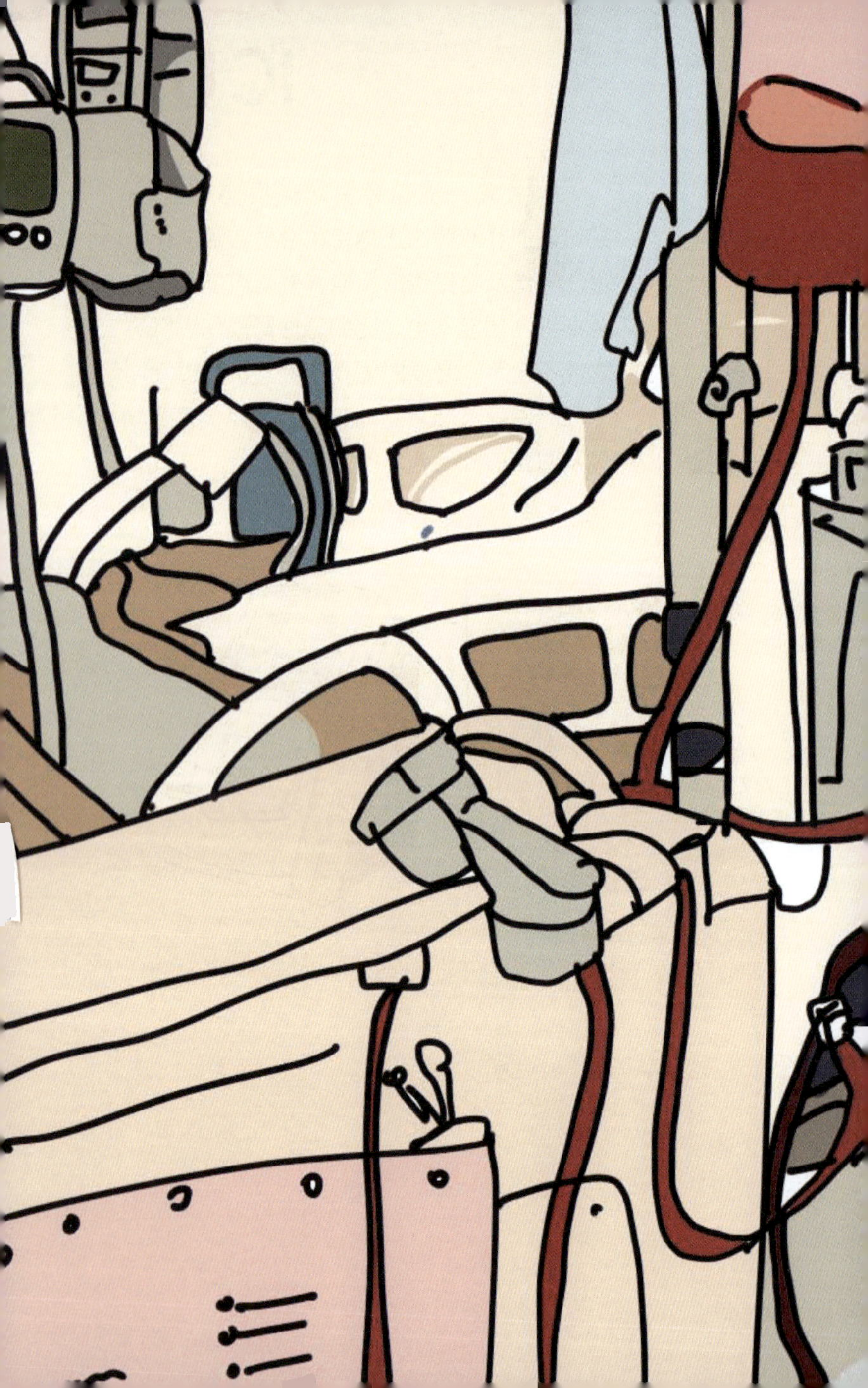

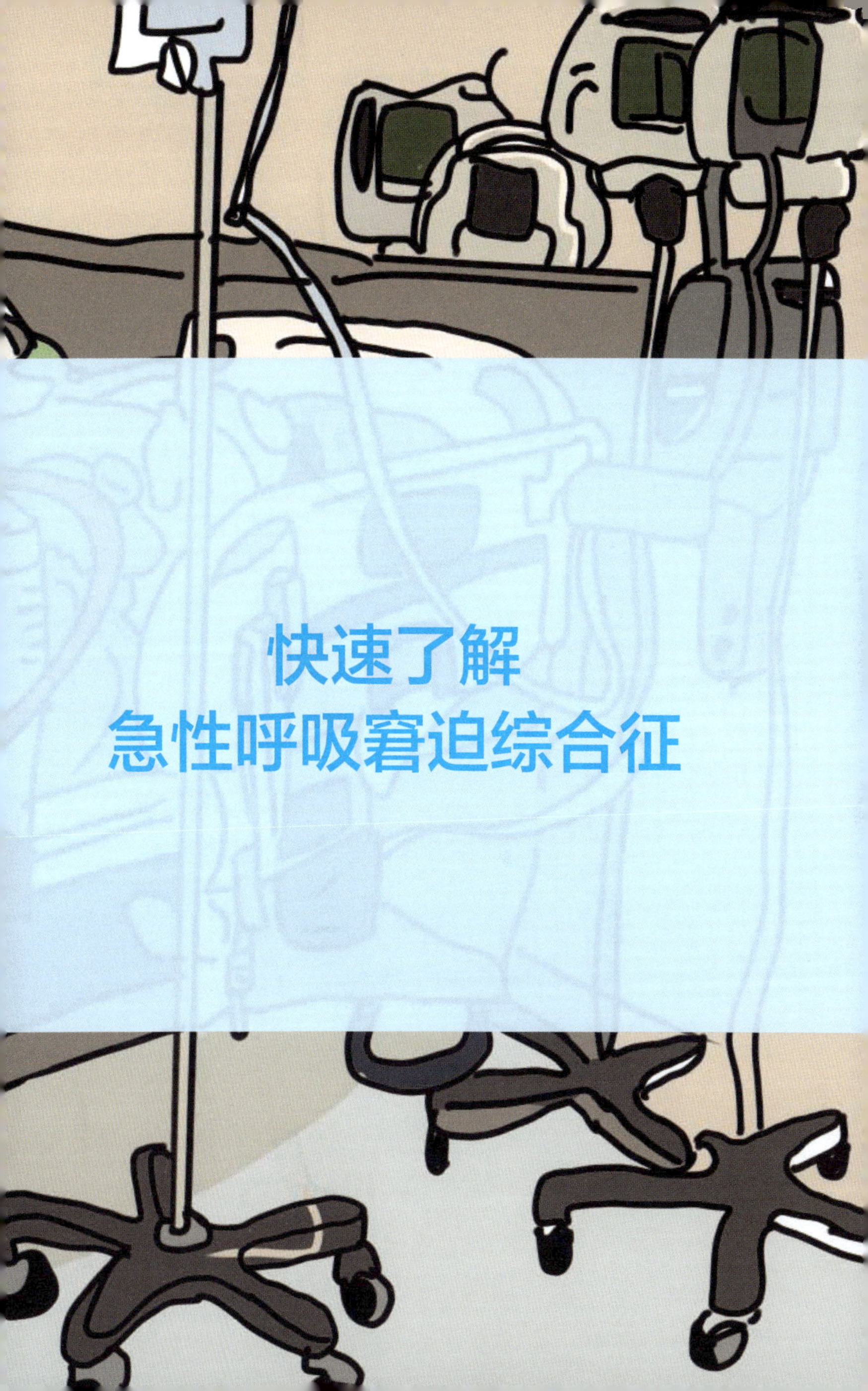

快速了解
急性呼吸窘迫综合征

咱们今天来聊聊重症医学科比较常见的急性呼吸窘迫综合征吧 。

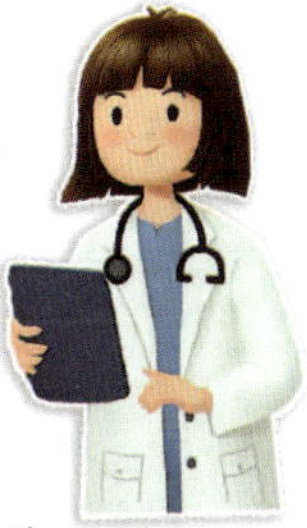

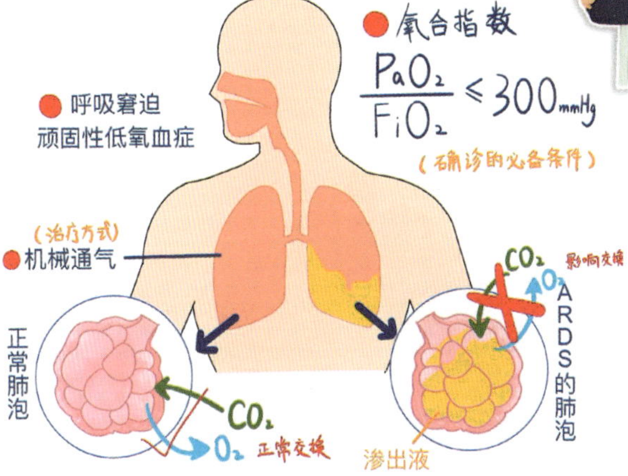

这是一种很严重的肺病吗？ 光名字听起来就感觉透不过气了。

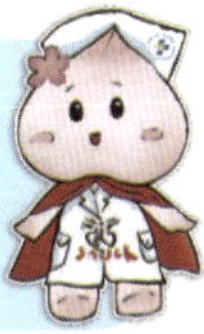

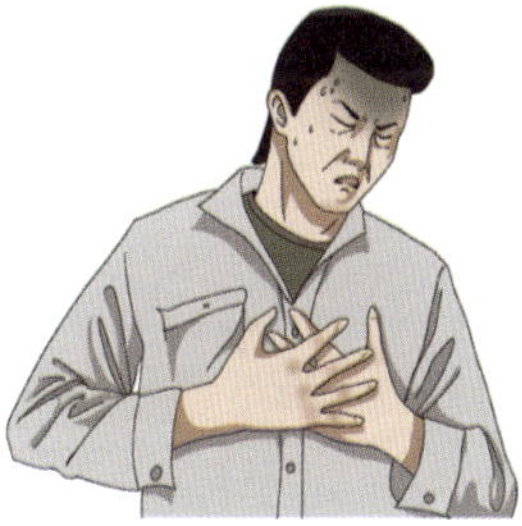

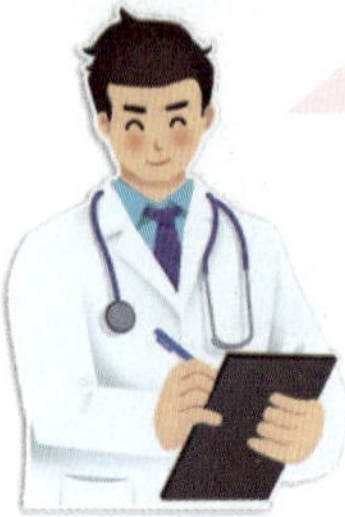

是的，你没理解错！ 急性呼吸窘迫综合征我们又习惯把它称为ARDS（Acute Respiratory Distress Syndrome），就是呼吸越来越费力，身体就越来越缺氧。

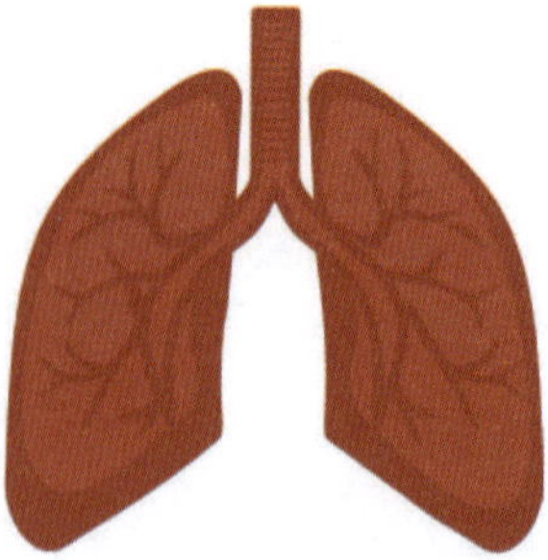

什么原因会引起这么严重的病情呢？

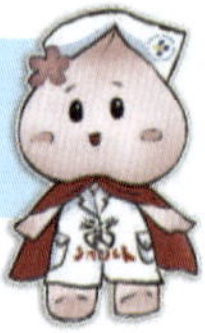

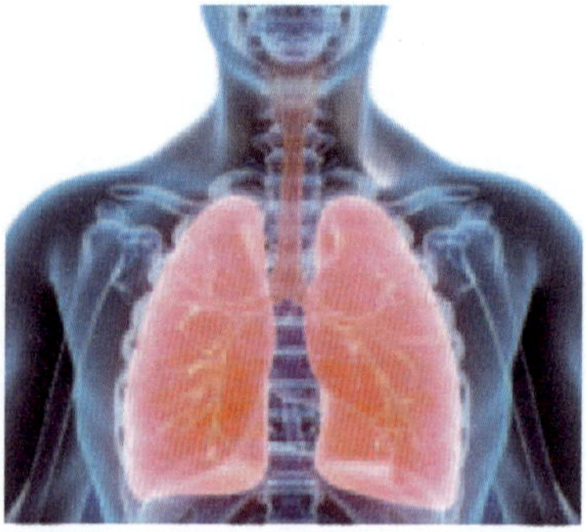

造成 ARDS 的原因有很多种，我们可以简单分为肺本身的原因，以及肺之外其他原因。

肺本身的原因常见于各种进到肺里面的微生物，比如细菌、霉菌、病毒等都会引起肺的感染，严重的情况下就会导致 ARDS。

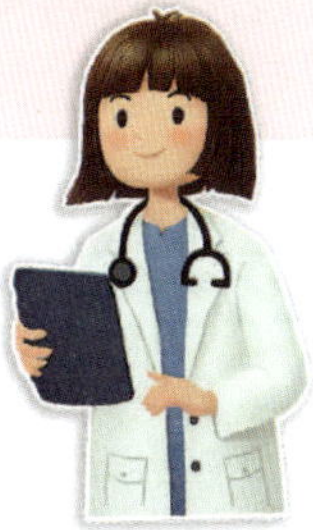

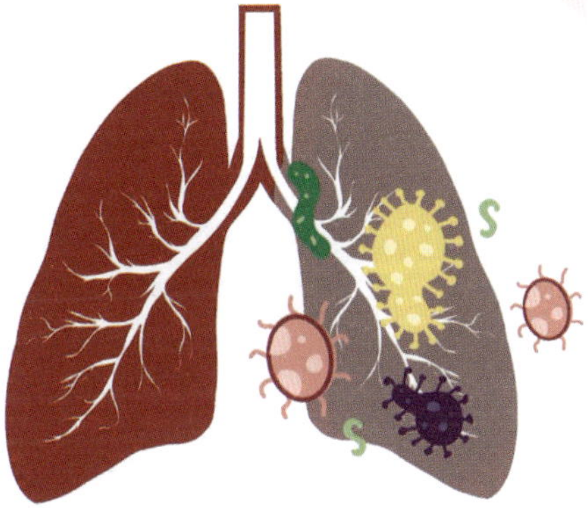

咱们有时候因为生病或者喝酒的原因，呕吐出来的东西有可能呛进肺里，伤害肺没商量；又或者化工厂有气体漏了，在附近的人呼吸的时候吸到了那些有毒的气体，也会使我们的肺遭殃。

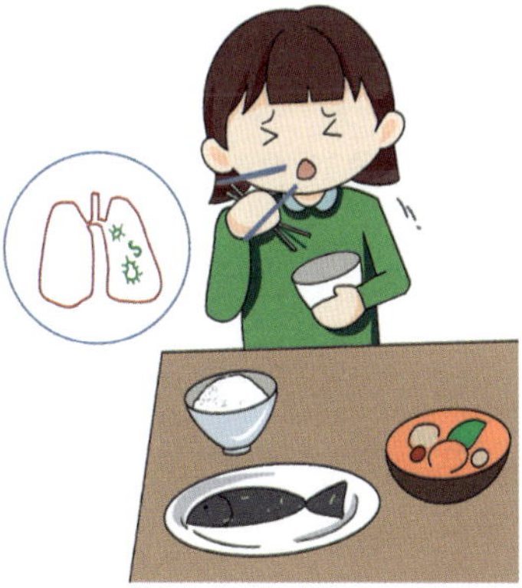

胸部严重外伤的时候，虽然我们的胸部骨头和肉保护着肺，但是它太柔软了，还是难免会受到伤害，里面可能会出血、破裂，肺的功能受到影响，严重的情况也会造成 ARDS。

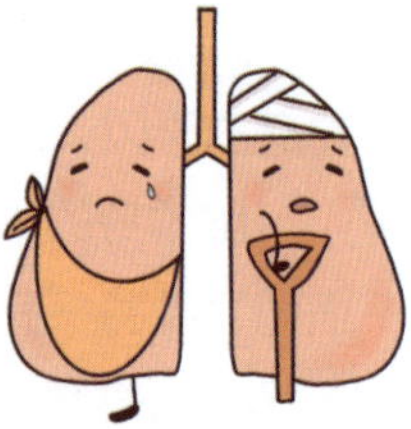

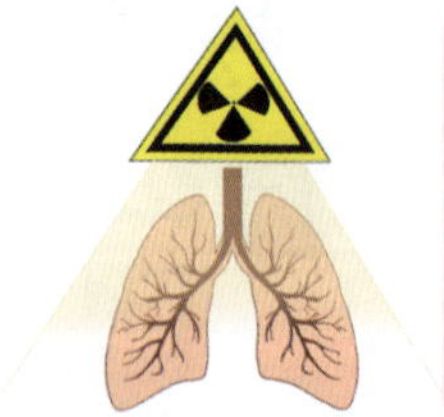

掉进水里的时候，水呛到肺里，也会让肺很受伤，让人不能呼吸；如果一个人的肺长时间跟这些放射性的物质接触，也会让呼吸变成一种痛。

肺以外的原因：

人的身体是一个各个脏器互相配合才能好好工作的整体。如果其他的器官出现了问题，肺也很难独自美丽。所以，如果身体其他部位有严重的感染，肺也会受到这些感染的影响；其他部位出现大的外伤，整个身体严重失血，肺也会被波及，缺少血液的灌溉，不能正常工作；如果恰好是人体的“总司令部”大脑受到损伤，肺部也会出问题；其他部位损伤，肺跟着遭罪的例子还有很多。所以身体各脏器得协调一致，才能发挥正常的功能。

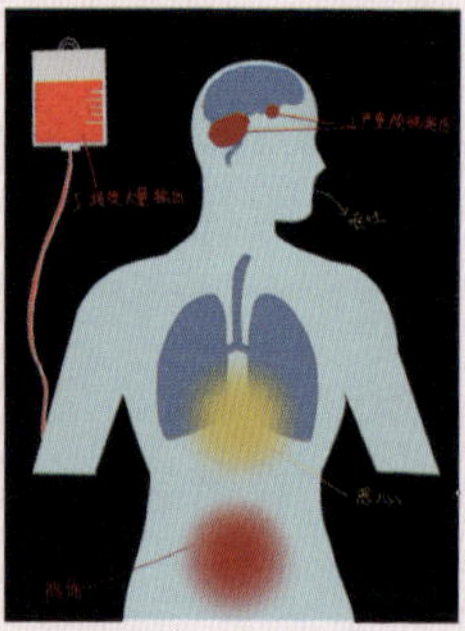

听起来肺还挺脆弱的，自己出问题会导致 ARDS，别的地方出问题它也会窘迫？

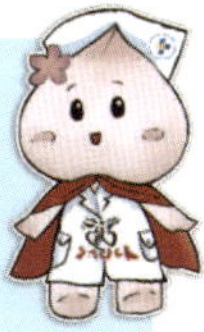

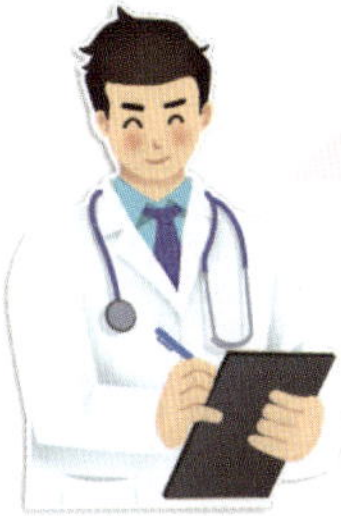

是的，人的身体是一个整体，当人体遭受到严重打击时，肺就有可能因此受到伤害，严重时就会出现急性呼吸窘迫综合征。

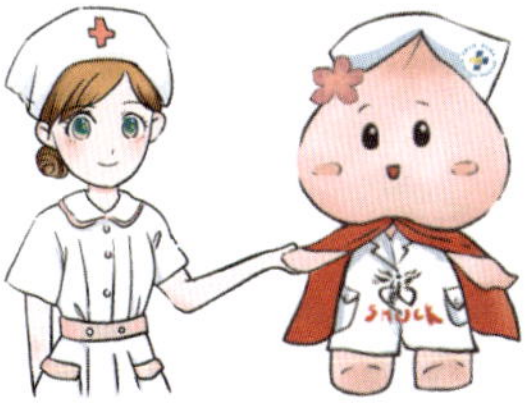

那得了 ARDS 还有得救吗?

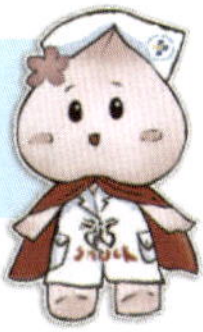

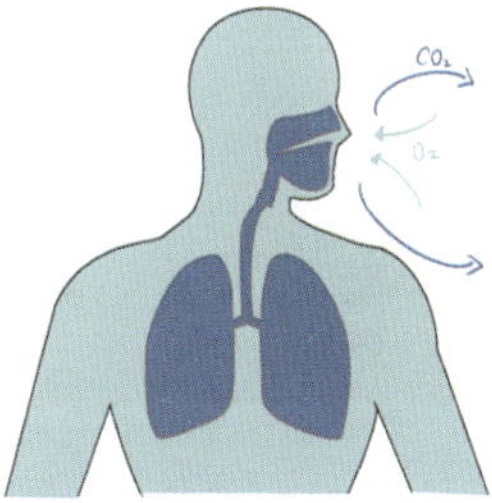

不幸得了 ARDS 也不用太担心，在医院里，尤其在监护病房里，医生、护士有很多种方法来帮助病人渡过难关。

在正常情况下，肺的主要任务是为我们身体提供氧气和排出二氧化碳。肺一旦病倒了，身体里的氧气就不够用，二氧化碳呢又会因为排不出去而升高。所以我们要用各种可能的方法来给身体供应足够的氧气，并把多余的二氧化碳排出去。常利用呼吸机或者体外膜肺机等来代替肺的工作，医生可以根据病人不同的情况来选择不同的机器，用不同的支持方式。

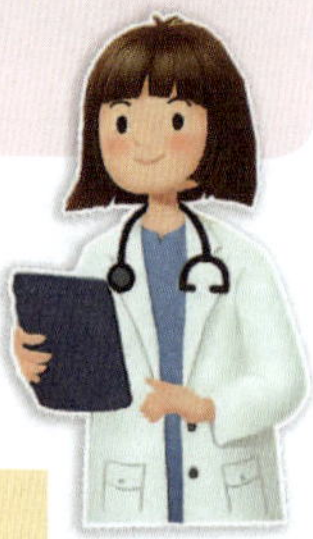

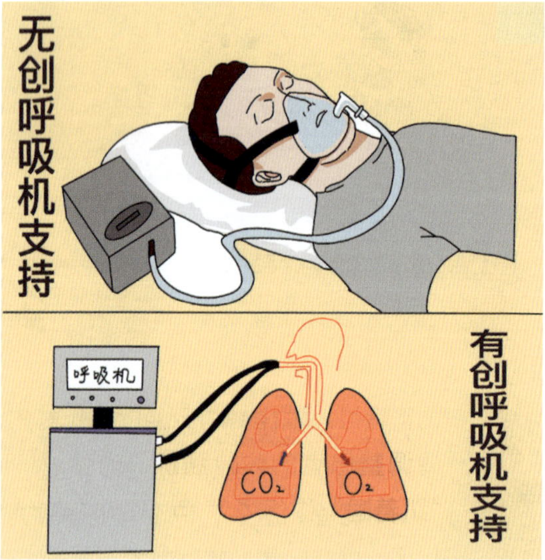

当然，医生也不光靠机器来救人，就像我们前面提到的，每个病人出现 ARDS 的病因都不相同，因此对这些不同的病因，我们要积极地去调整，去除病因才有可能获得希望，不然病人就不能脱离机器，甚至还会出现其他的问题，生存就很困难。

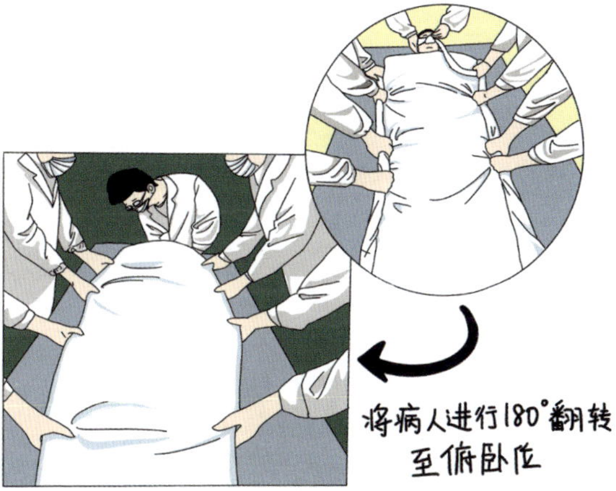

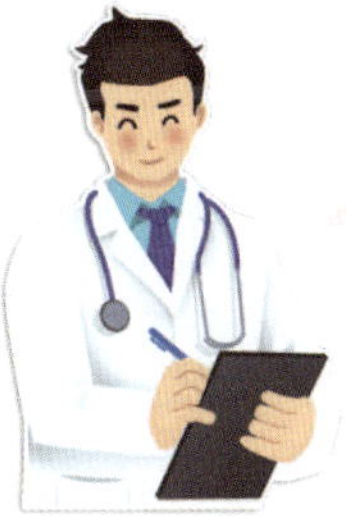

另外，在治疗的过程中，依据病情，有可能还需要用到激素或者配合病情调整患者的体位到从“躺着睡”到“趴着睡”进行通气等。这些方法结合起来，可以有效地改善患者的病情。

医生，听起来治疗很复杂。那一旦得了 ARDS，存活的希望有多大?

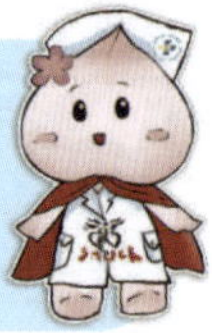

总体来说，ARDS 的死亡率依然偏高。依据一项国际多中心的研究，院内总死亡率约为 40%。依据病情严重程度，轻度的 ARDS 死亡率 35%，中度的 40%，重度的 46%。

所以，我们在生活中要处处小心，保护好自己，避免危险情况的发生，才是最重要也是最有效的。

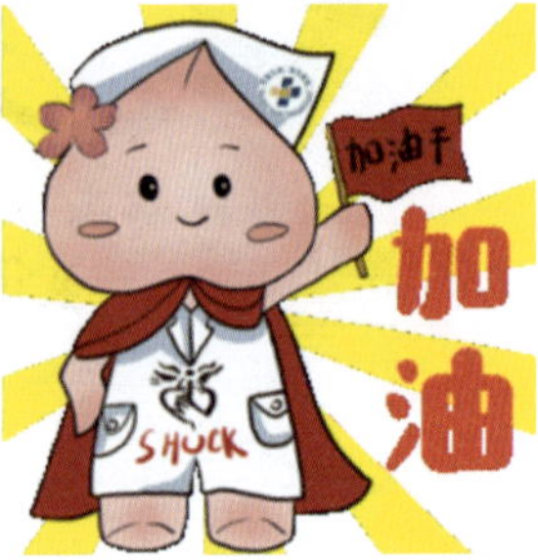

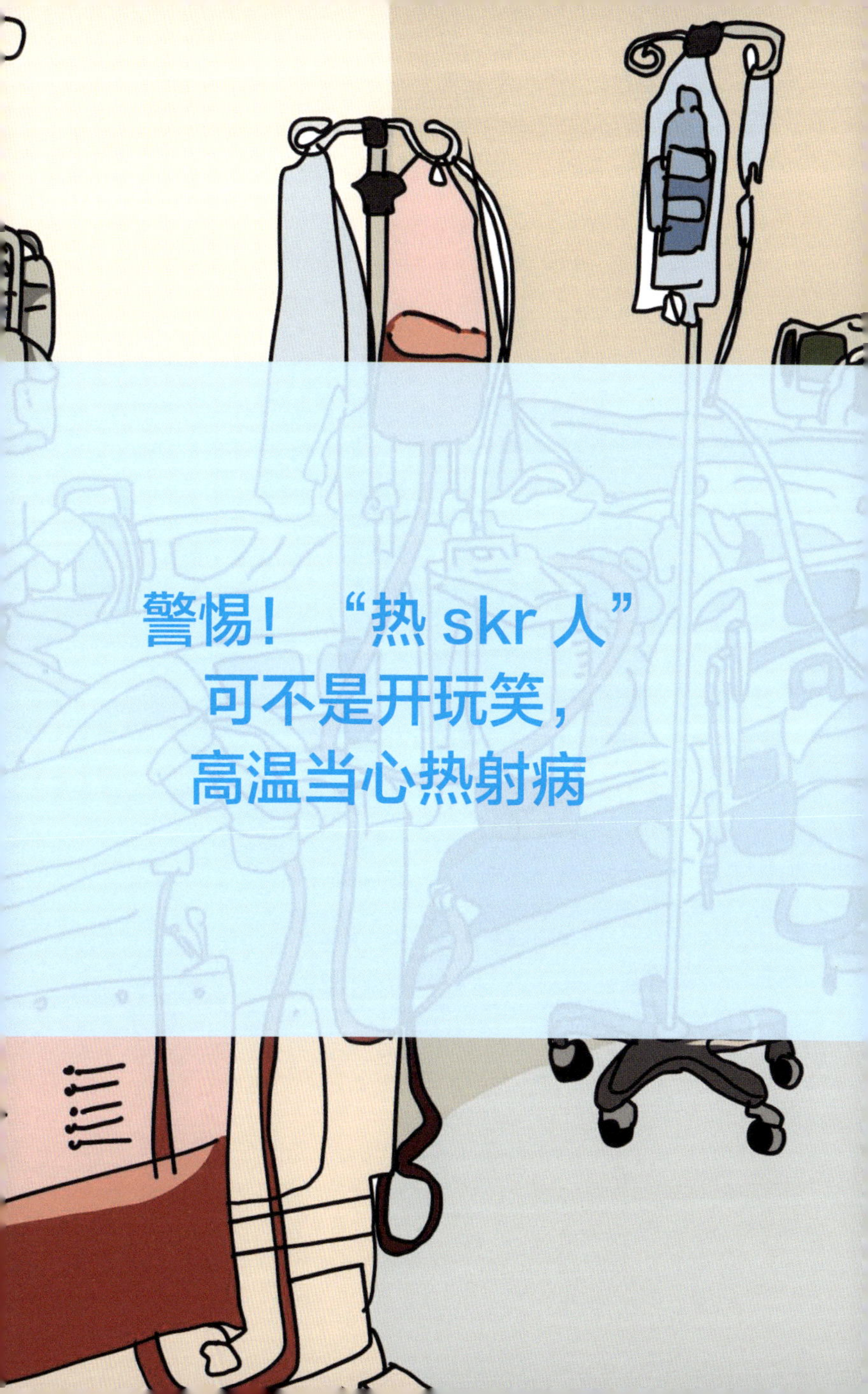

警惕！“热 skr 人”可不是开玩笑，高温当心热射病

那我们来聊一聊由高温所引起的疾病——热射病吧。

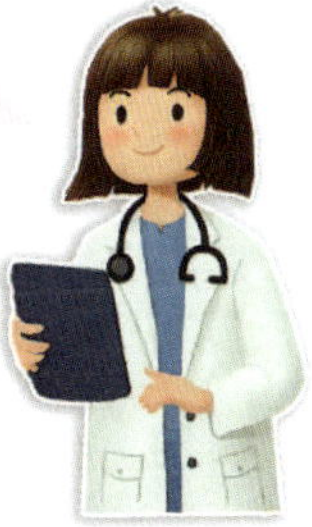

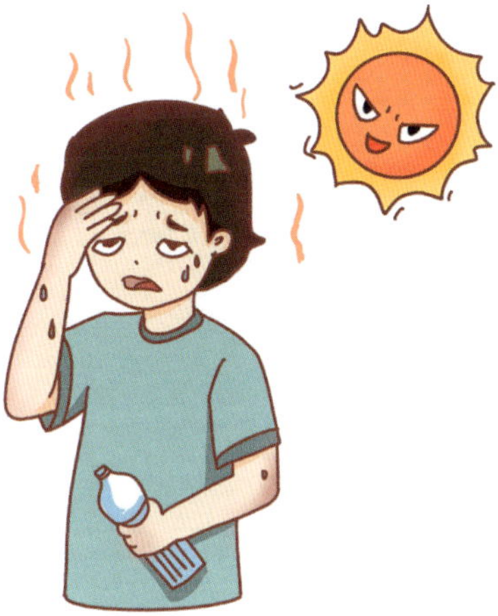

什么是热射病？高温不是会导致中暑吗？怎么还能引起热射病呢？

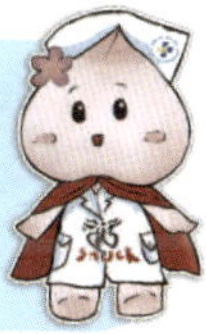

由于暴露在高温高湿环境中，躯体体温调节功能失衡，核心温度迅速升高，躯体产热大于散热。这么说吧，热射病是中暑类型中最严重的一种。

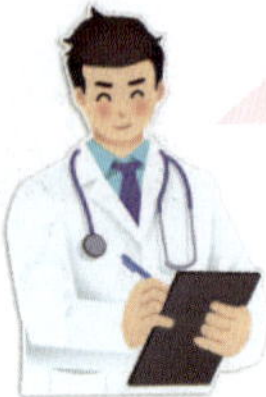

比如夸父逐日的故事你知道吗？

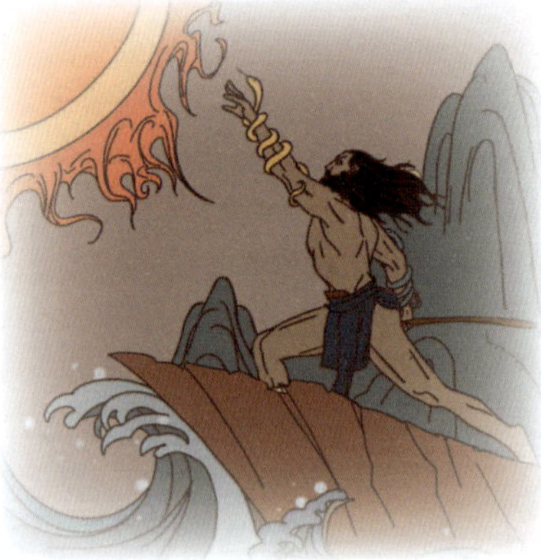

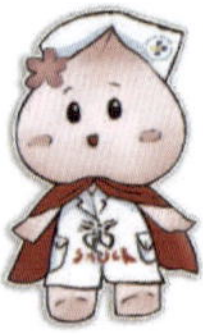

当然知道啦！

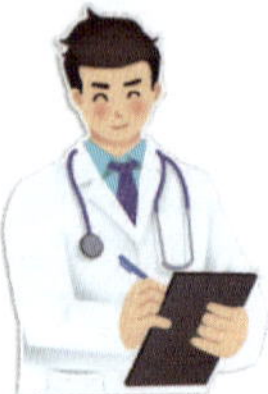

那夸父最后的结局你还记得吗？

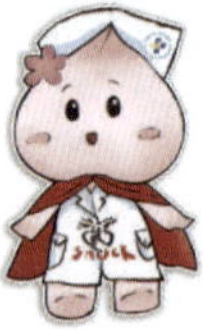

在路上渴死啦！

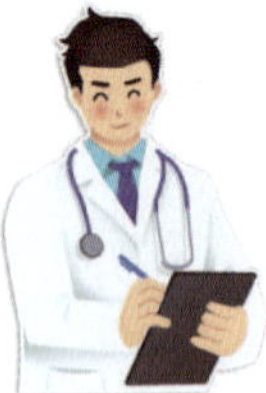

其实夸父很可能就是死于热射病！

啊？那请问什么样的人才会患热射病呢？

热射病常见于老人 、小孩以及长时间在高温天气中工作的环卫工人、交警、工人等。

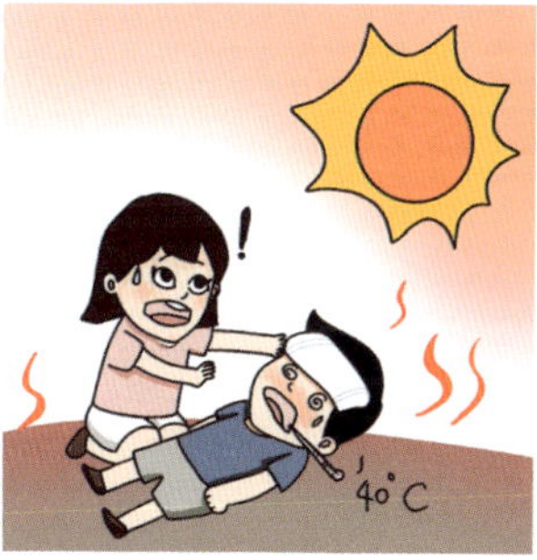

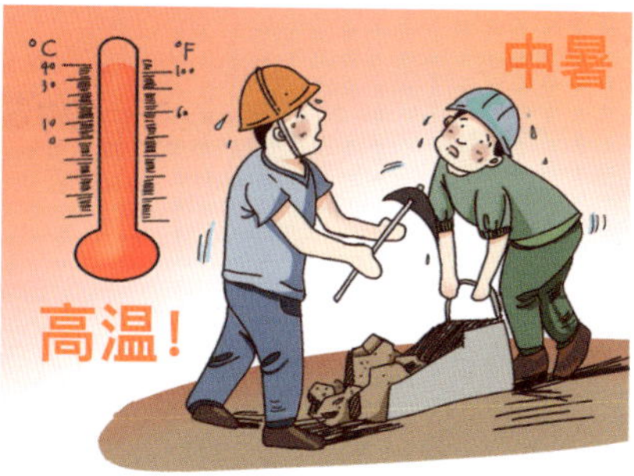

那这类患者一般会出现哪些症状呢？

一般来讲，这类患者往往会出现中枢神经系统障碍的表现，如昏迷、谵妄、行为异常等。

那我们应该怎么预防热射病呢？

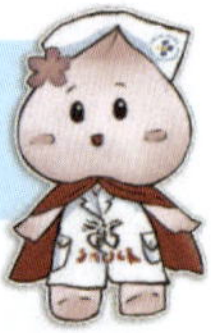

在高温环境中，需要避免长时间在高温环境下暴晒；在户外环境下工作时要少量多次饮水；忌荤腥，以清淡饮食为主。

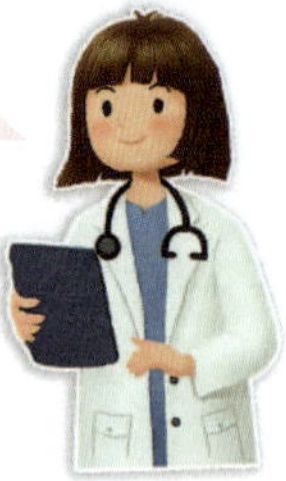

那为什么热射病会导致死亡呢？

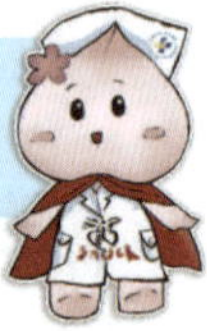

患者体内温度异常升高，会对中枢神经系统、肌肉组织、凝血系统、呼吸系统、心血管系统、肝脏组织以及肾脏组织造成损伤，进而引起多脏器功能衰竭，最终导致患者死亡。

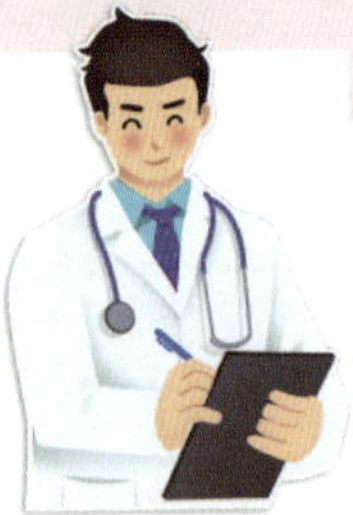

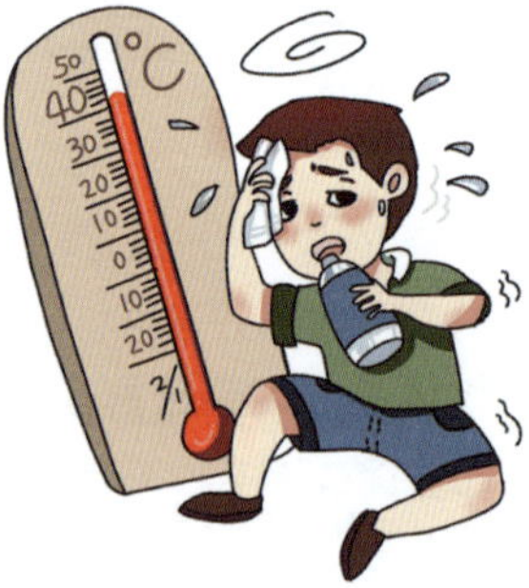

如果在高温环境下看到有人出现头晕、恶心、呕吐甚至晕倒是不是就认为他得了热射病呢？

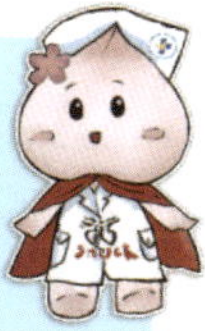

这不一定，比如突发脑血管风险的患者也会出现上述症状。

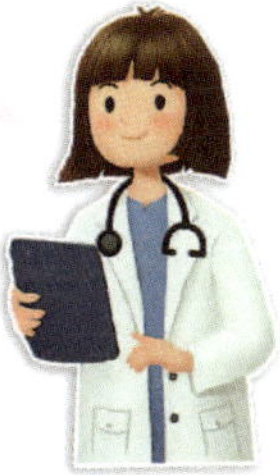

头晕

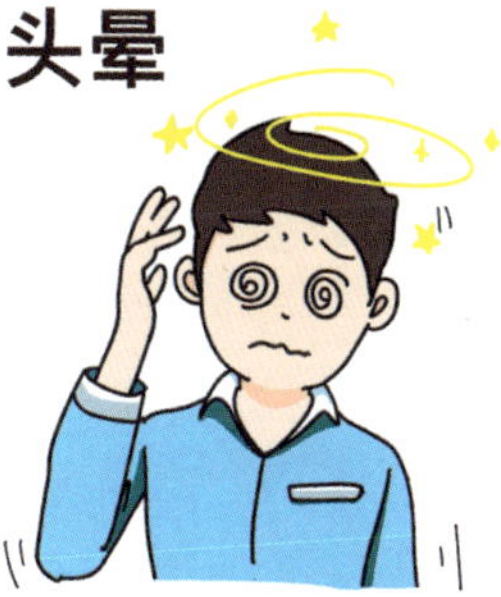

是这样啊！那怎么区分？

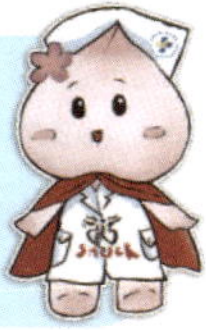

当病人符合暴露于高温高湿的环境或高强度运动中的任意一条，再加上昏迷、谵妄、行为异常等表现；并且有核心温度超过 40℃，多器官功能损伤，严重的凝血功能障碍中的任意一条；同时不能用其他原因解释的时候，那么就需要考虑热射病这个诊断。

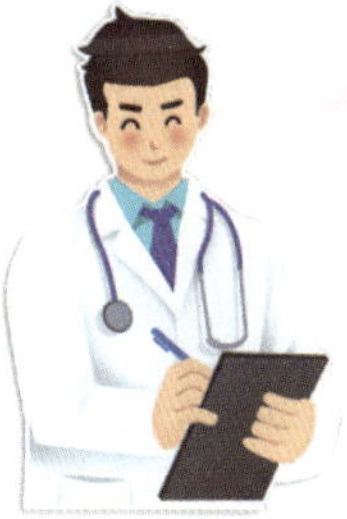

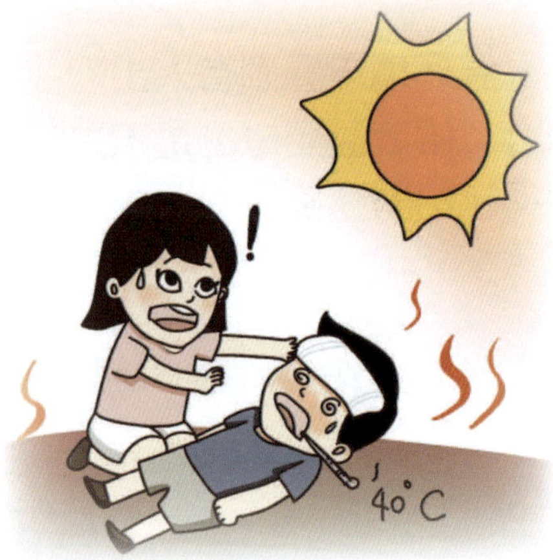

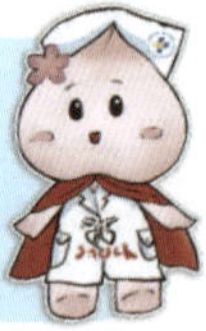

医生您能教给我们一些紧急处理的措施吗?

首先，要将病人脱离高温环境，将其安置于阴凉处或者空调房中，使用冰水快速的擦洗身体，从而达到快速物理降温的目的。

其次，需要快速拨打 120，并向医护人员说明患者相关情况，以便做好充分的救治准备。

最后，需要确保患者呼吸道通畅以及防止抽搐过程中出现舌咬伤的情况。

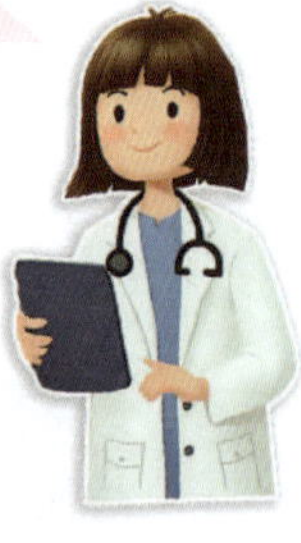

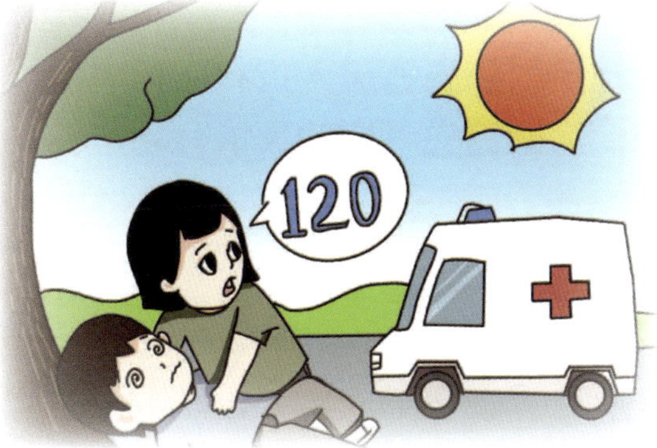

重症医学科对热射病的病人救治过程作为关键的环节，能给大家讲讲重症医学科对于热射病的病人都有哪些治疗手段吗？

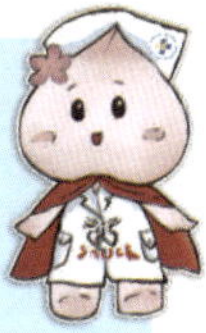

总的来说，对于热射病的病人而言，“十早一禁”这个理念需要始终贯穿整个治疗过程，包括早降温、早扩容、早血液净化、早镇静、早期气管插管、早补凝抗凝、早抗炎、早肠内营养、早脱水、早免疫调节以及凝血功能紊乱期间禁止手术。

那么在热射病患者进入抢救室和重症监护病房时首先考虑的事情有哪些？

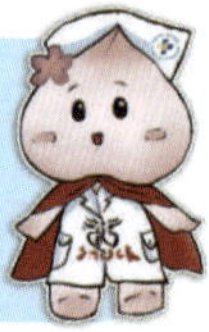

在患者送进抢救室早期往往就需要快速大量输液，降低核心温度。同时当病人收治到重症监护室后，需要准确了解患者生命体征、核心体温、脏器功能等指标，为后续治疗提供参考。

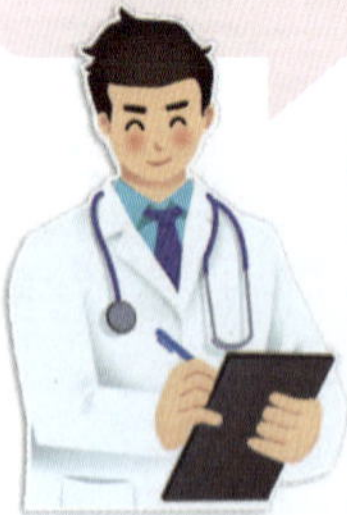

重症医学科医生对患者病情有了充分的了解后，会判定这个病人是否需要立即行气管插管、血液透析、输血等治疗。

还有其他的重点吗？

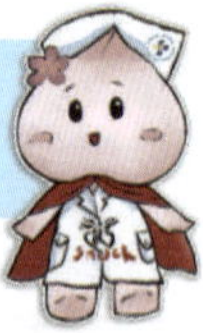

对热射病患者进行快速大量补液时，需要动态关注患者的容量状态。因为对于年轻人来讲，心脏能够承受较多的液体负荷，但对于老年患者或伴有心脏疾病的患者来讲，过多的液体负荷容易造成心力衰竭，反而会加重病情。

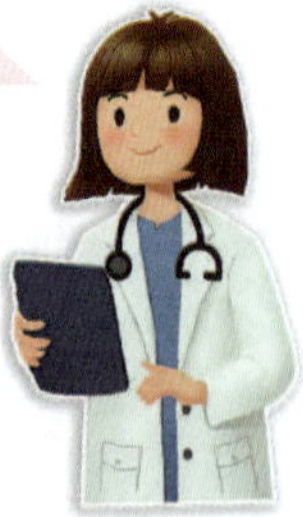

原来还有这么多讲究啊！

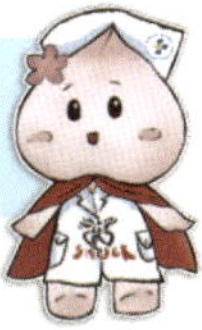

是的，每个患者的治疗方案都是不一样的！这需要重症医学科医生给患者制定个体化治疗。下图为重症医学科常用的床旁超声，它可以方便快捷地评估患者的心功能情况以及判断患者液体负荷情况。

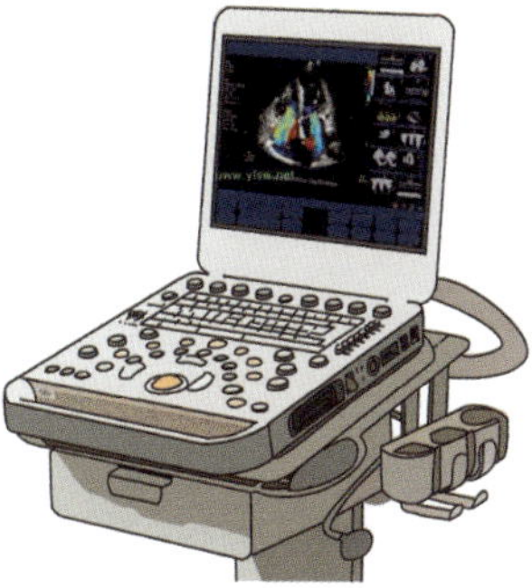

当患者出现抽搐以及躁动时，需要给患者使用镇静类药物，防止机体产热和耗氧量增加，加剧中枢神经系统损伤。

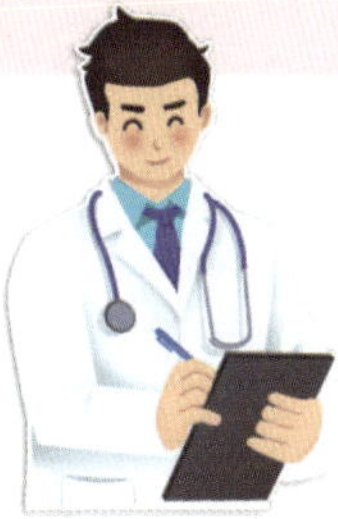

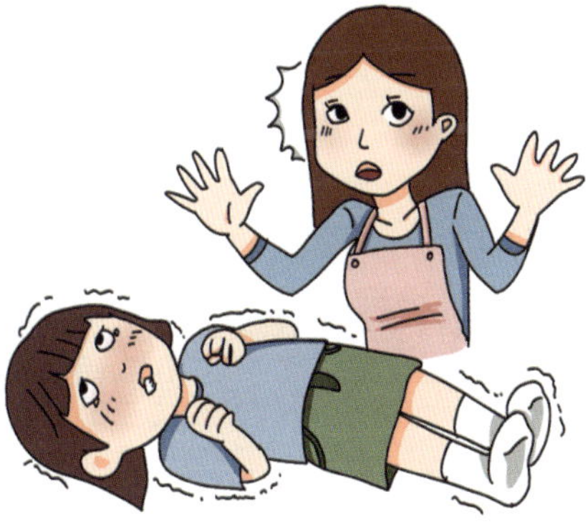

对于出现意识障碍的热射病患者来讲，需要气管插管以及机械通气的，其主要目的是为了保持患者充足的氧气供给，防止组织器官的损伤进一步加重。

明白了！

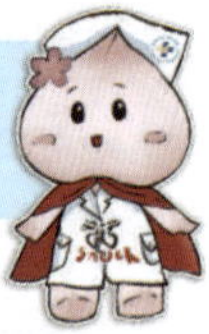

与此同时还需要给热射病患者一定的器官功能支持治疗。

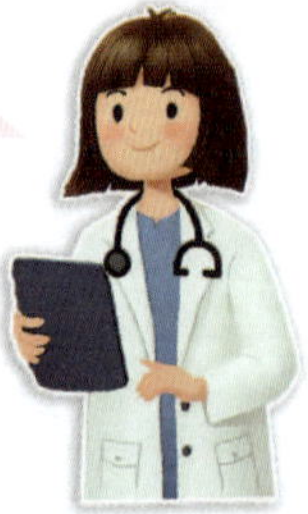

那热射病都会损伤哪些器官呢？器官功能支持都包括哪些内容呢？

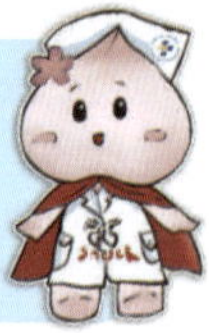

通常来讲，热射病患者损伤的脏器包括中枢神经系统、肝肾功能、横纹肌等。那么就需要重症医学科医生给予患者脏器功能支持治疗，以此来缓解损伤。

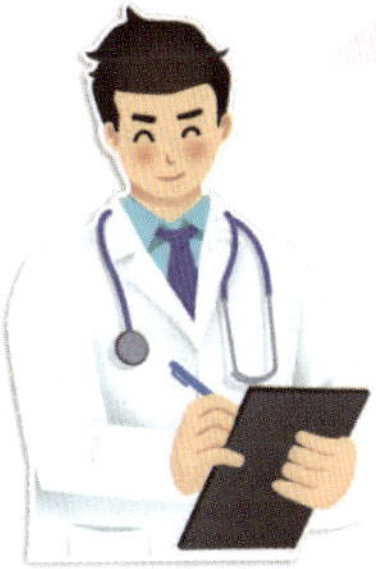

当前针对热射病患者的治疗，其关键点在于预防。最有效的预防措施为避免高温（高湿）环境和不通风的环境，保证充足的休息以及避免脱水。才能从根本上降低热射病的发病率以及病死率 。

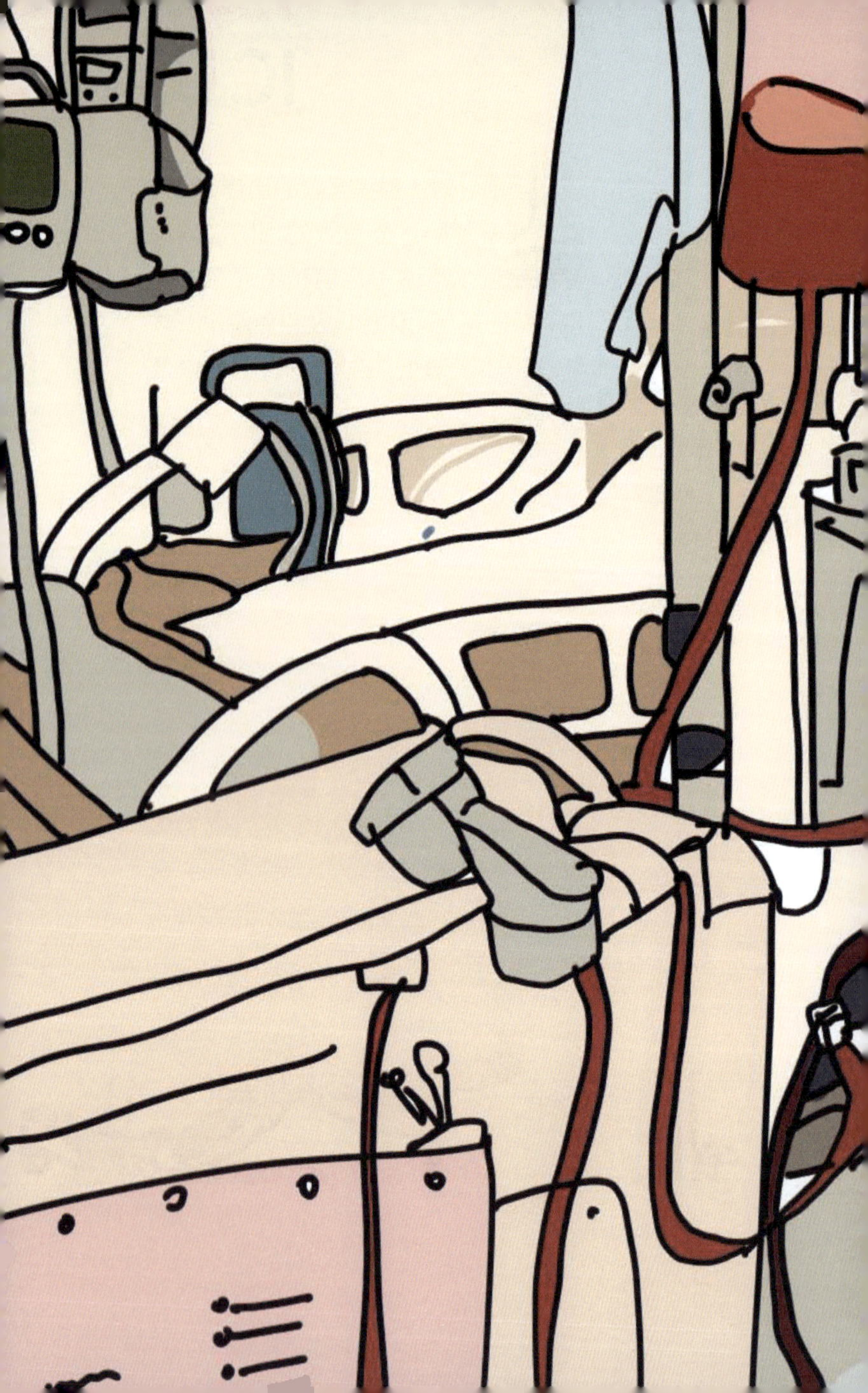

晚一步生命垂危
——急性肾损伤

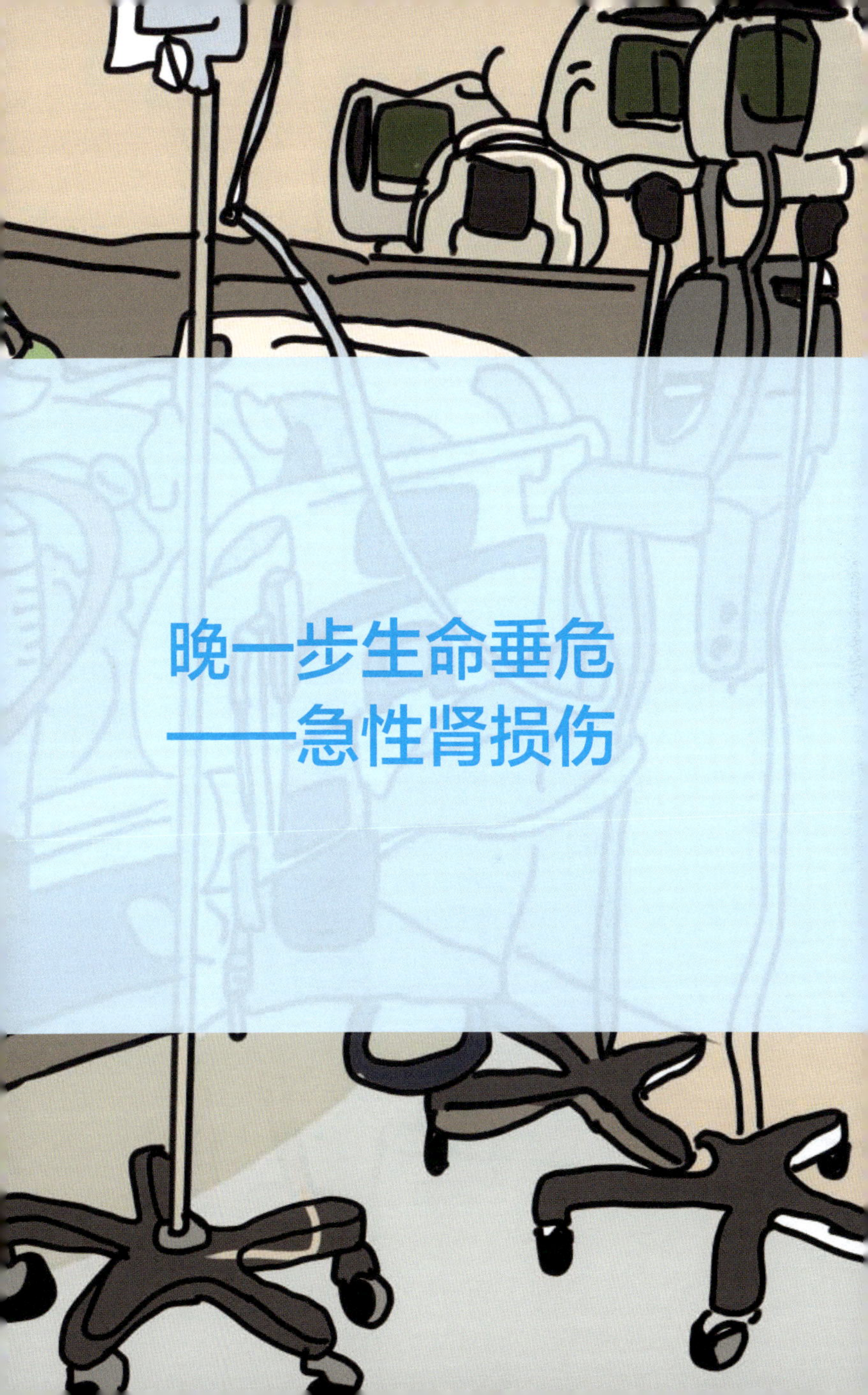

什么是急性肾损伤呀？肾好好的怎么会突然损伤呢？

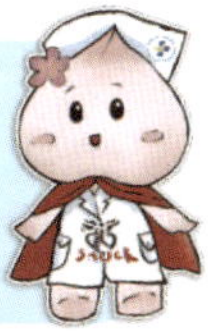

我们先来了解下什么是肾损伤。

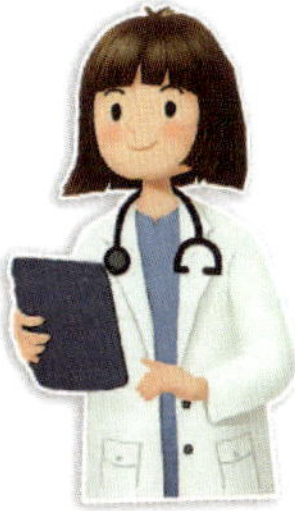

急性肾损伤是由多种病因引起的短时间内（几小时至几天）肾功能突然下降导致的临床综合征，可分为肾前性、肾性、肾后性三类。

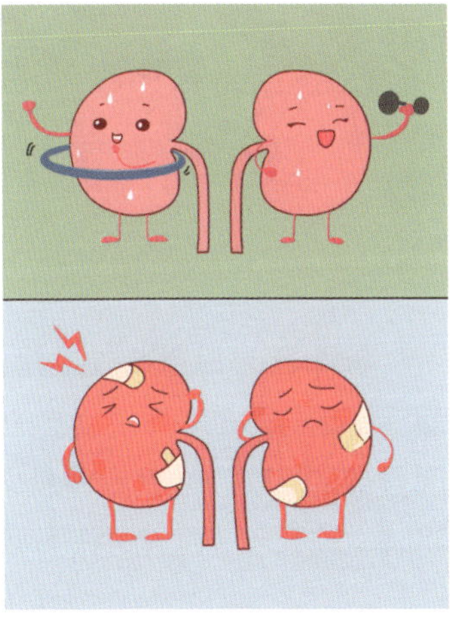

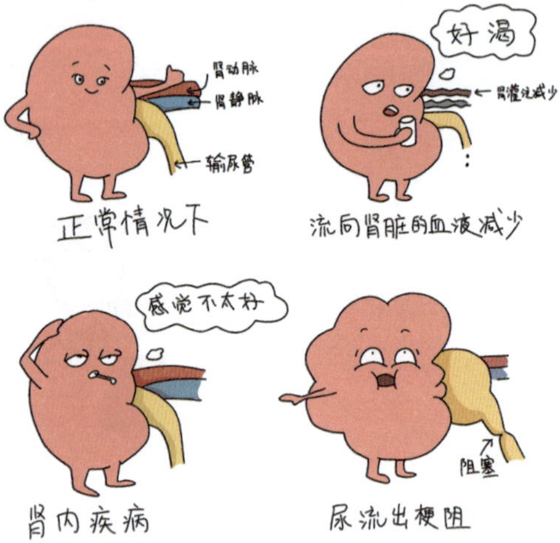

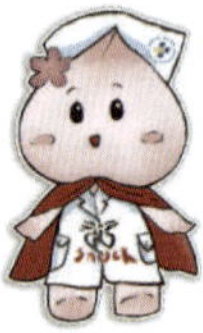

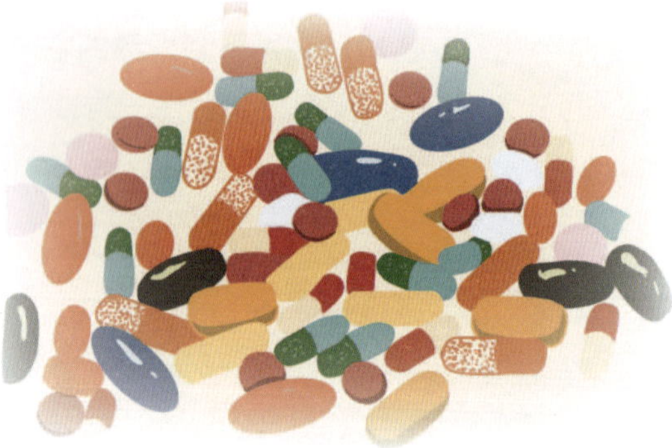

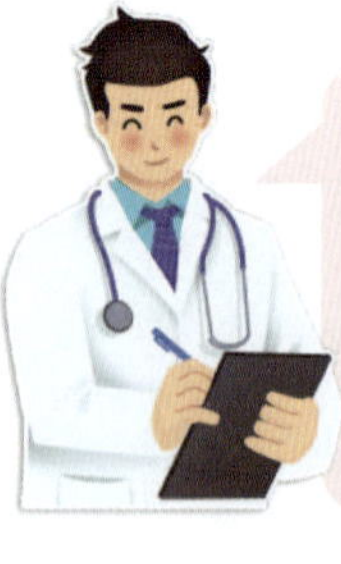

总而言之，肾前性就是由于肾脏血流灌注不足导致的；肾性就是由于肾脏本身原因导致的；肾后性就是肾脏以后的输尿管、膀胱、前列腺等尿路梗阻导致的肾脏损伤。

那急性肾损伤的典型表现是什么呢？

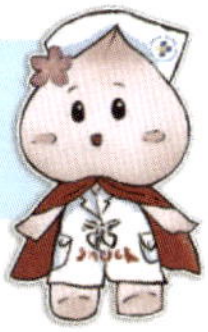

急性肾损伤按照病程可分为 3 期

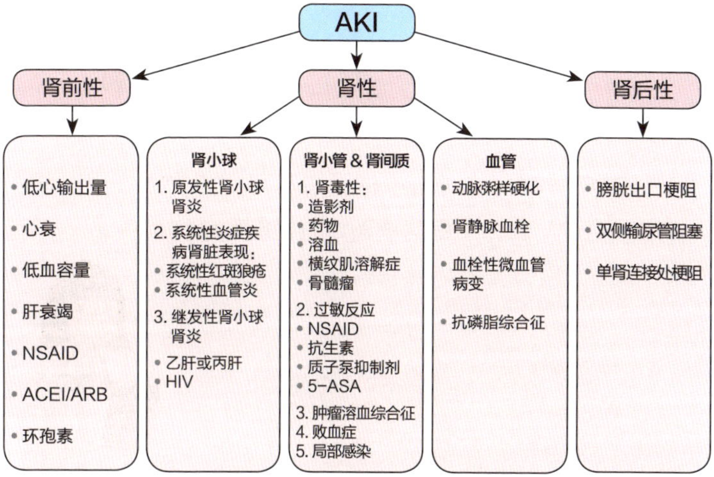

1. 起始期：此时病因已发生，例如感染、缺血、肾毒素，但尚未出现明显肾损伤。此阶段如果能及时采取有效措施，急性肾损伤可避免。

2. 维持期：又称少尿期，病情最危重阶段。内环境严重紊乱，可出现少尿（<400 毫升 / 日）或无尿（<100 毫升 / 日）。严重者可出现水中毒、高钾血症、代谢性酸中毒及氮质血症等。水、钠蓄积，可出现高血压、肺水肿和心力衰竭等。还会累及消化系统、神经系统及血液系统等，出现相应的临床表现。

具有进行性、不易纠正的特点，代谢性酸中毒可能抑制心血管系统和中枢神经系统，并能导致高钾血症的发生。

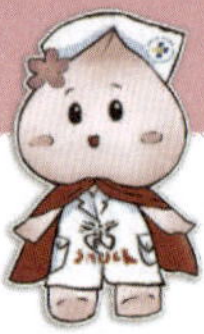

3. 恢复期：这时肾小球滤过率可逐步提高，尿量逐渐恢复正常，部分患者可遗留肾脏功能和结构损伤。

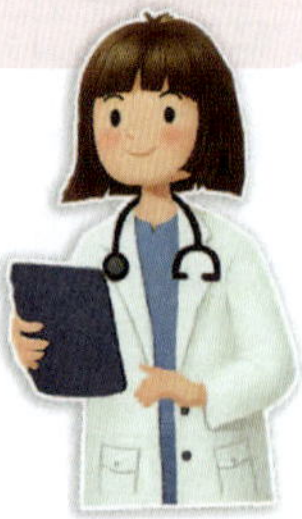

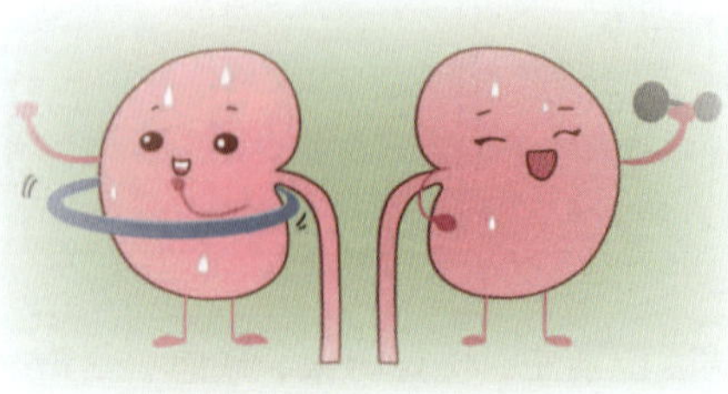

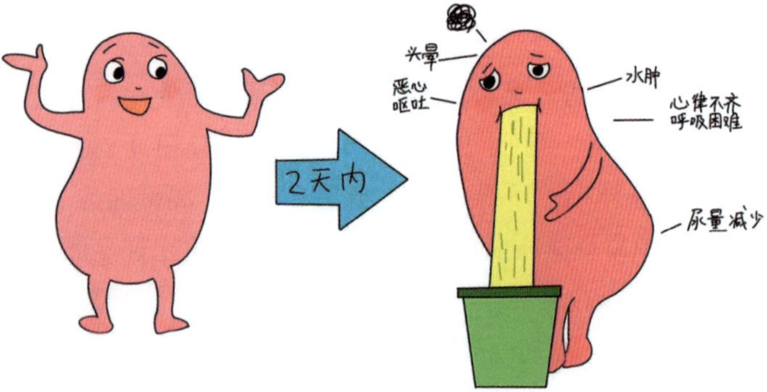

听着有点可怕，那急性肾损伤该怎么治疗呢？

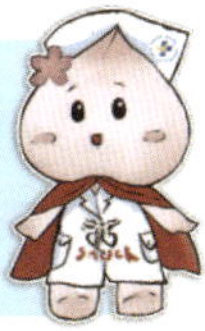

简单来说就是及时纠正可逆的病因，去除加重急性肾损伤的因素；维持机体的水、电解质和酸碱平衡，特别注意预防高钾血症和代谢性酸中毒；选用敏感抗生素控制感染，防治各种并发症；重症患者应尽早进行透析治疗。

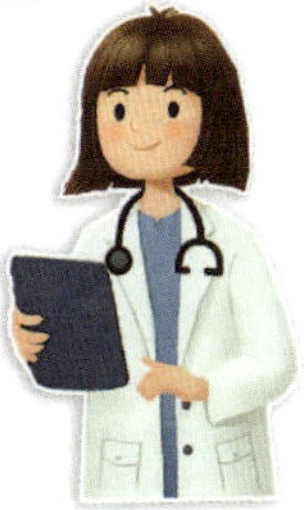

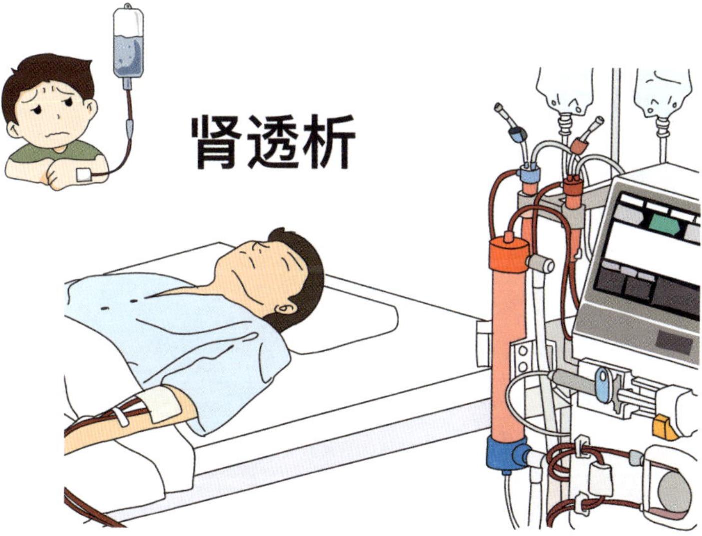

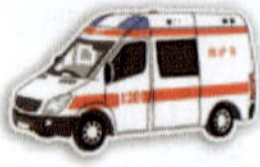

急性肾损伤与慢性肾脏疾病有何关系?

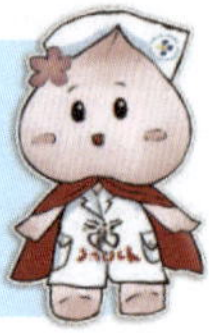

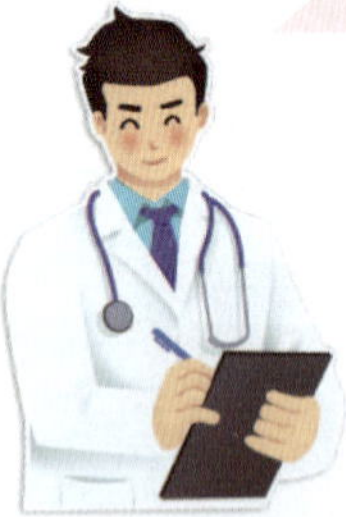

急性肾脏损伤和慢性肾脏疾病有着密不可分的关系，甚至互为因果。急性肾脏损伤的风险因素有多种，包括年龄、糖尿病和人种等，这些也是慢性肾脏疾病的危险因素。急性肾脏损伤可以拖延成慢性肾脏疾病，慢性肾脏疾病是急性肾脏损伤的最重要的危险因素。

医生您对急性肾损伤患者有什么建议和注意事项呢？

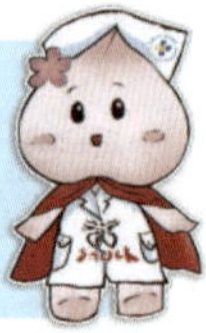

1. 防止恶化

慎用如氨基糖苷类、磺胺类抗生素等有肾毒性的药物，恢复期避免妊娠、手术及外伤。

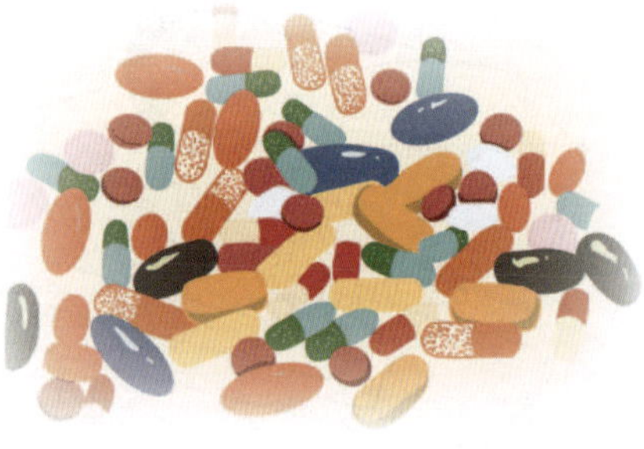

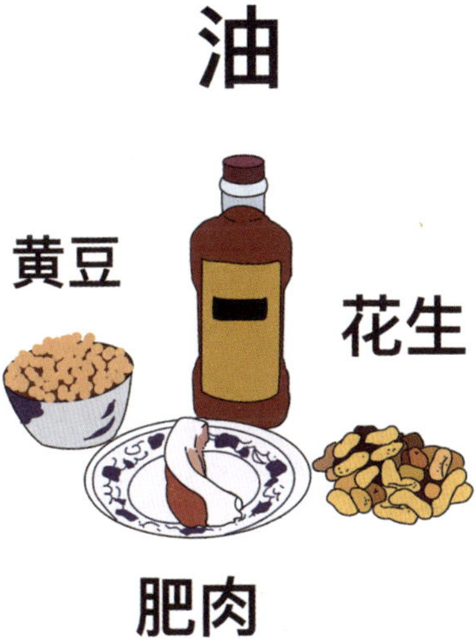

2. 饮食注意

急性肾损伤患者处于高分解代谢状态，因此蛋白的摄入量不需要严格限制，应重点避免营养不良的发生。少尿期要限制液体摄入量和钠盐的摄入，避免食用钾含量高的食物。

3. 自我监测

每日监测体重、出入量、体温、脉搏、呼吸频率及节律等指标注意有无咳嗽、咳痰等呼吸道感染表现；有无尿频、尿急、尿痛等尿路感染的表现；定期复查电解质、尿常规及肾功能。

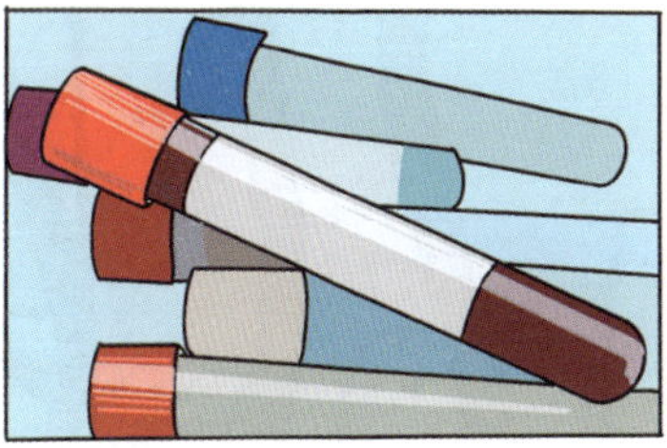

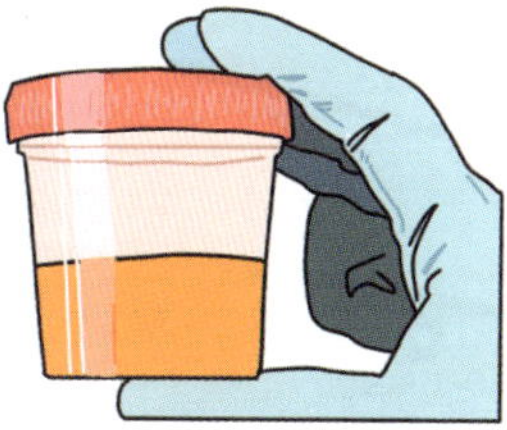

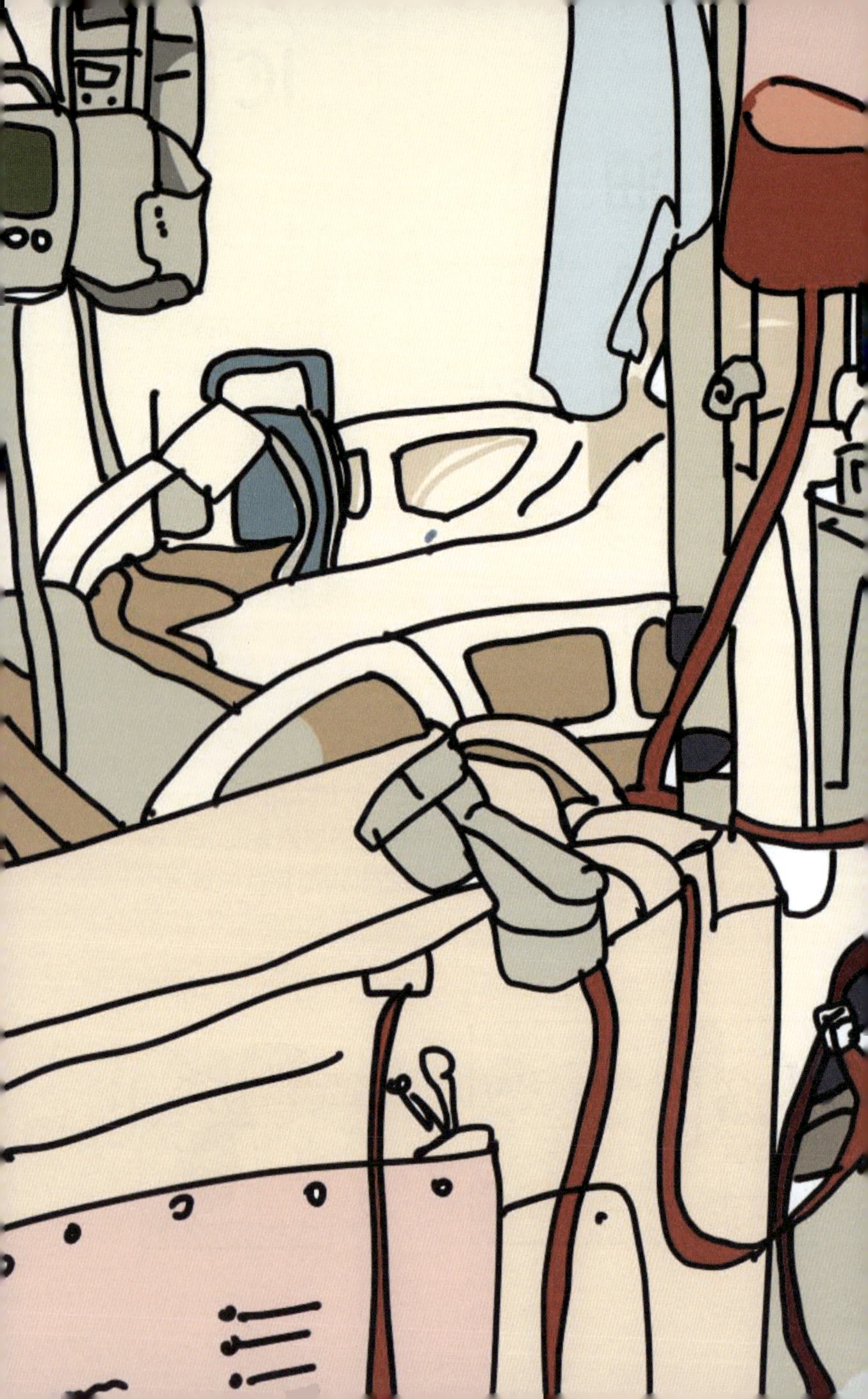

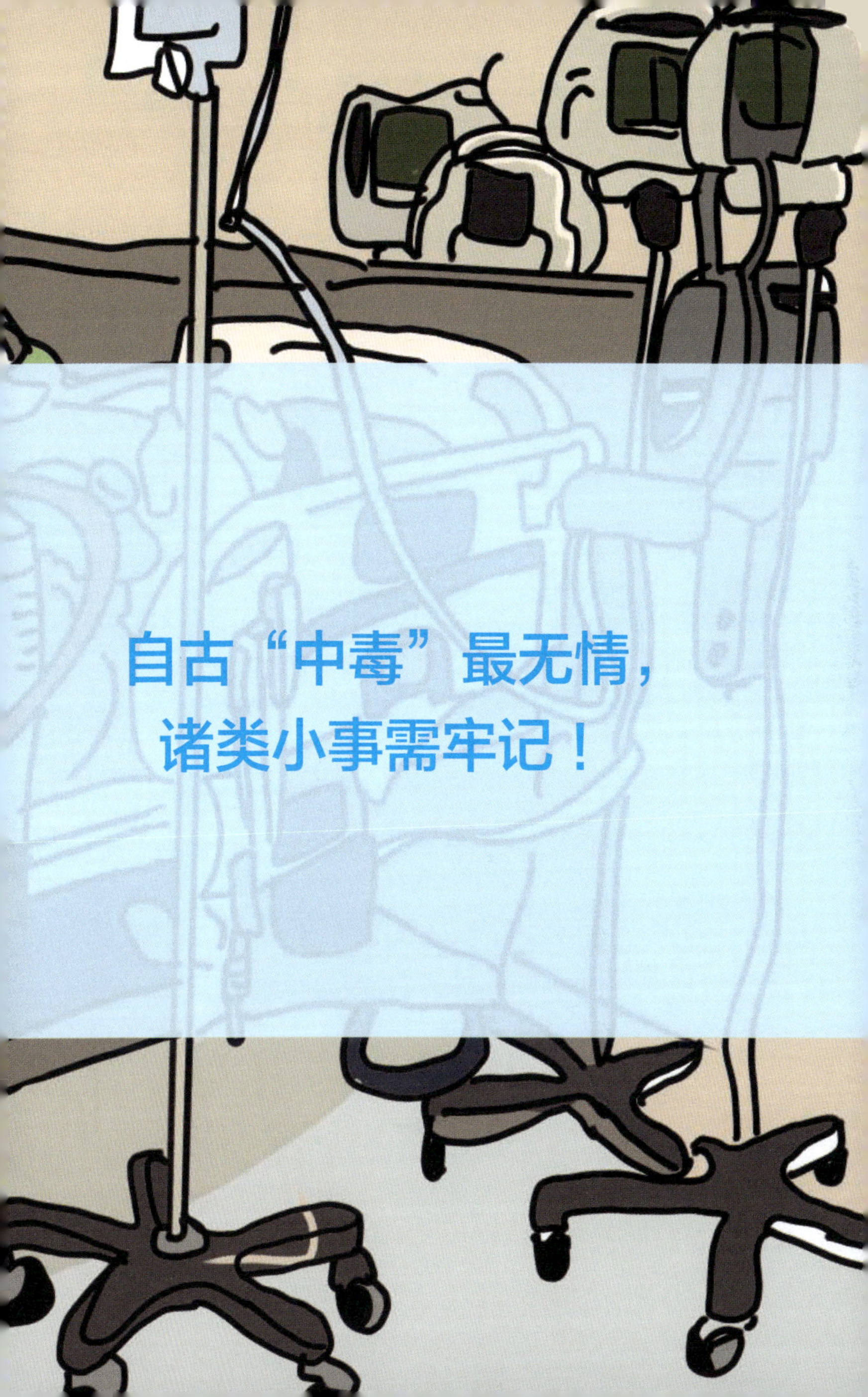
自古“中毒”最无情，
诸类小事需牢记！

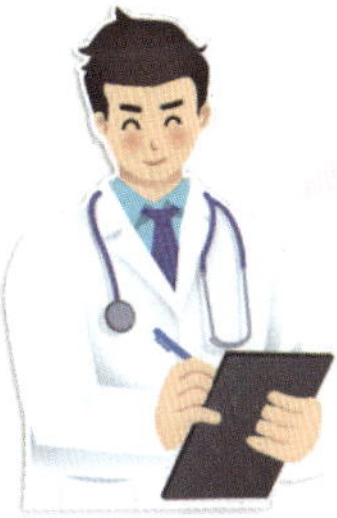

本章来跟大家讲一讲重症医学科比较常见的一种情况——急性中毒。

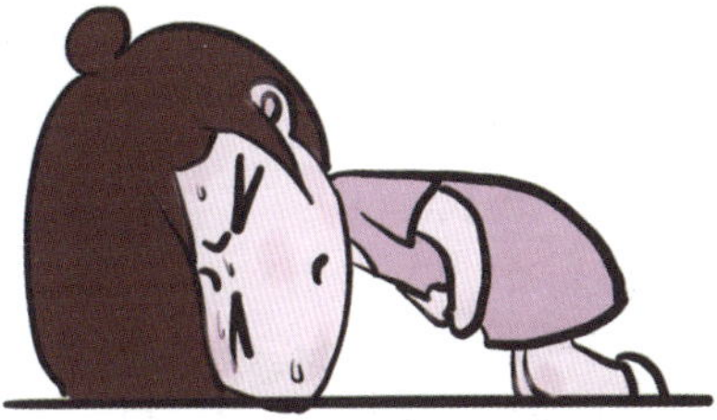

急性中毒一般包括食物中毒、农药中毒、药物中毒、生物毒素中毒等，急性中毒一般起病急、症状重、病情变化快，需要紧急处理。

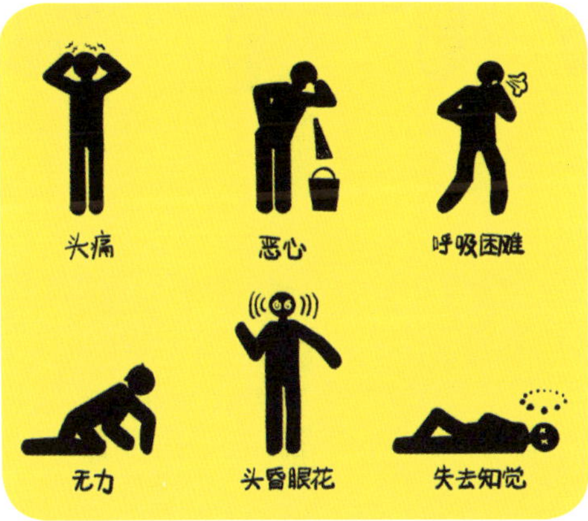

那如果我们在日常生活中遇到中毒的情况，我们该咋办呢？

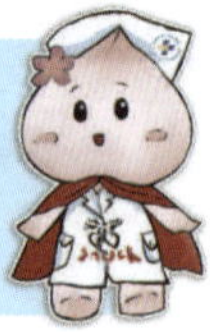

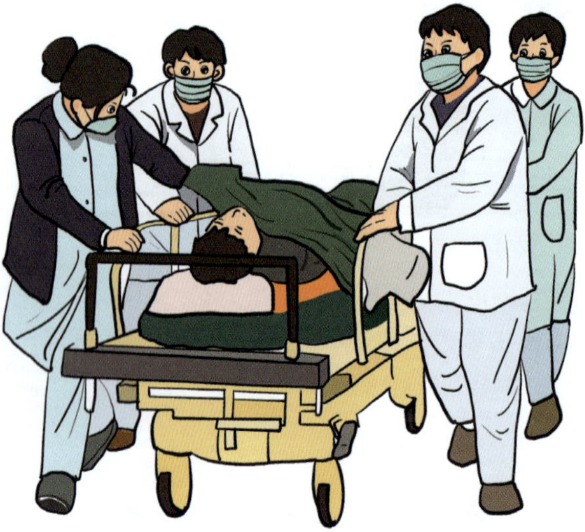

发现有人急性中毒时，救护者首先要注意自身安全，冷静地确认毒物的种类，采取相应的救护方法。如果方法不对，很可能加重病情。对毒源不明的急性中毒患者，应尽快送到医院，并及时采取相应的急救措施。

哪些是生活中比较常见的中毒类型呢？

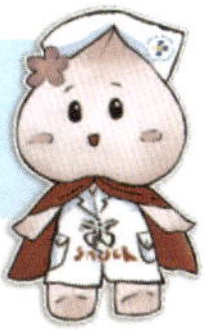

生活中常见的中毒情况有煤气中毒、农药中毒、酒精中毒、药物中毒等。

煤气中毒指的是一氧化碳中毒。救护者应在确保自身安全的情况下才可进入中毒现场实施救援。

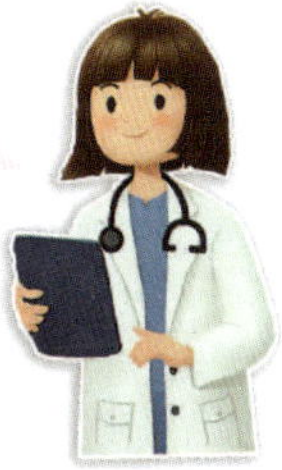

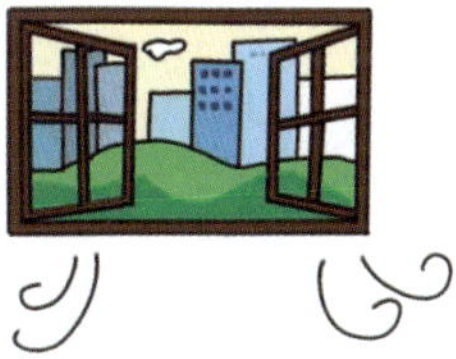

立即打开门窗通风，迅速将患者转移至空气流通外，保持患者安静休息，避免活动后加重心肺负担及增加氧的消耗能量

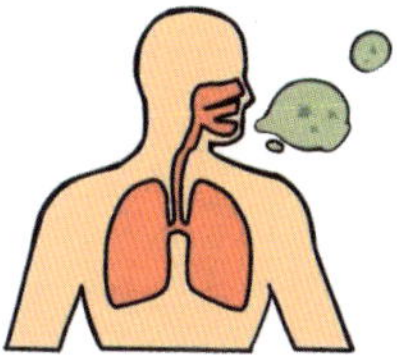

确保患者呼吸通畅，对神志不清者应将头部偏向一侧，以防呕吐物进入呼吸道，导致窒息

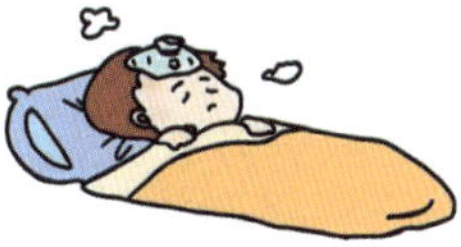

对有昏迷或者抽搐，症状的患者，可在头部放置冰袋，以减轻脑水肿

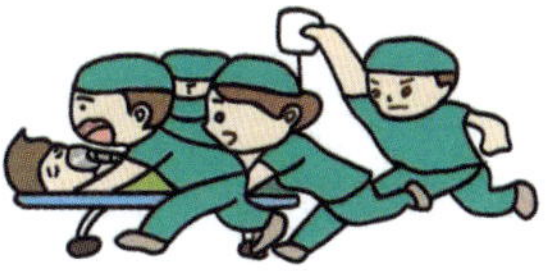

发现中毒者应及时送医救治

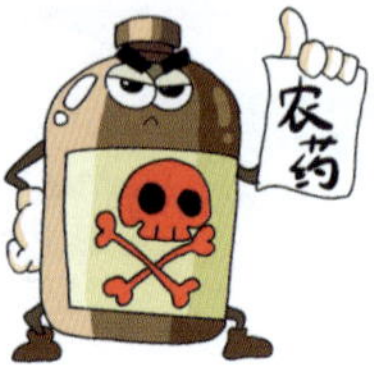

如果发生农药中毒，应立即使中毒人员脱离中毒现场；脱去被污染的衣裤，用清水反复冲洗体表 10 分钟以上；对神志清楚的中毒病人，需用筷子或手指刺激咽喉呕吐；昏迷病人出现频繁呕吐时，应将头始终偏向一侧，避免呕吐物反流造成误吸；同时呼叫 120 送医院进行洗胃等处理。

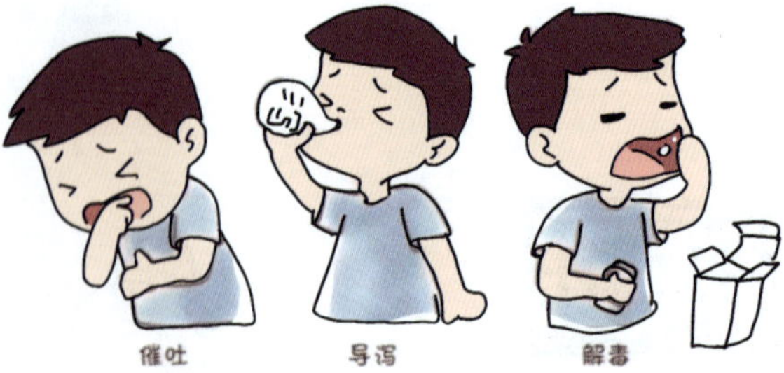

酒精中毒就是俗称的醉酒，轻度醉酒者可多喝温水，促进体内的酒精循环和排泄，减轻症状；重度醉酒者首先要催吐或洗胃，迅速减少其体内的酒精含量，缓解症状。

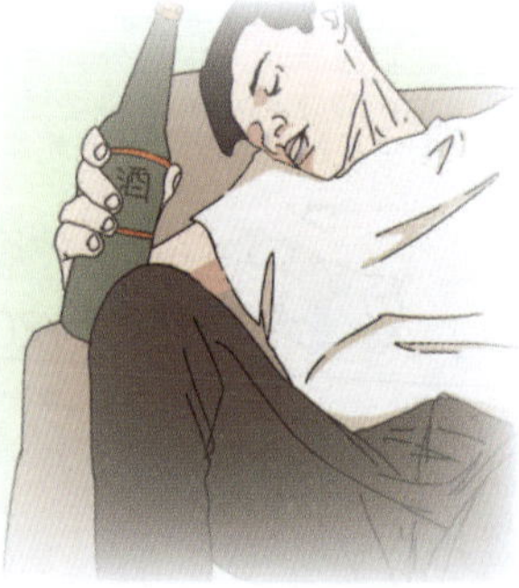

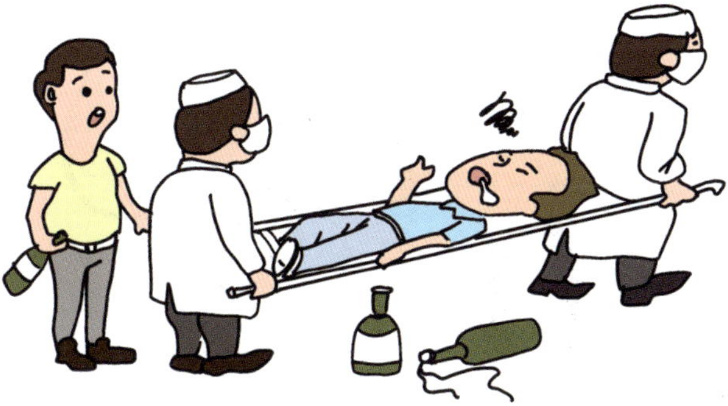

对于昏迷的患者此时不能催吐，应将头始终偏向一侧，避免呕吐物反流造成误吸；醉酒者昏睡时身边要有人看护并给予保暖措施，同时要立即呼叫 120 送至医院治疗。

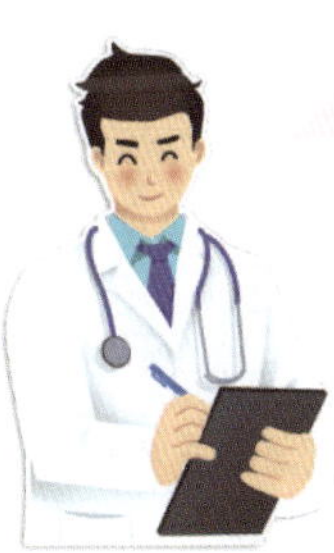

药物中毒的患者嘴里若还有尚未咽下的药物，应设法取出；如患者清醒可喝适量温开水并进行催吐；如患者已经昏迷，说明中毒严重，此时不能催吐，应将头始终偏向一侧，避免呕吐物反流造成误吸，并立即呼叫 120 送至医院治疗。家属亲友一定要把残留的药物或药瓶（包装）带给医生，协助医生尽快作出诊断。

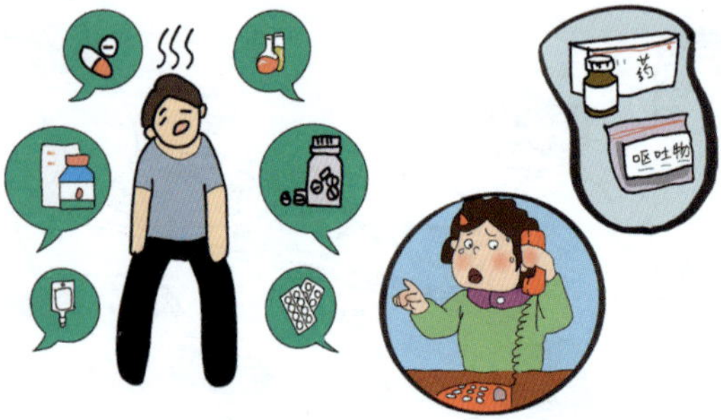

那么中毒的病人需要住进重症医学科吗？

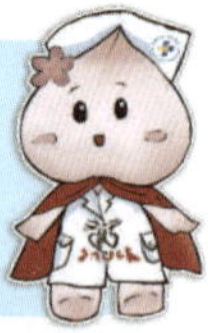

在急诊经过洗胃、灌肠、使用特效解毒剂等处理后，药物仍在体内蓄积导致器官功能障碍甚至心跳呼吸骤停者，就需要重症医学的救助。根据不同的中毒类型，重症医学科医生会给予患者制定个体化治疗，例如血液灌流、肾脏替代等。

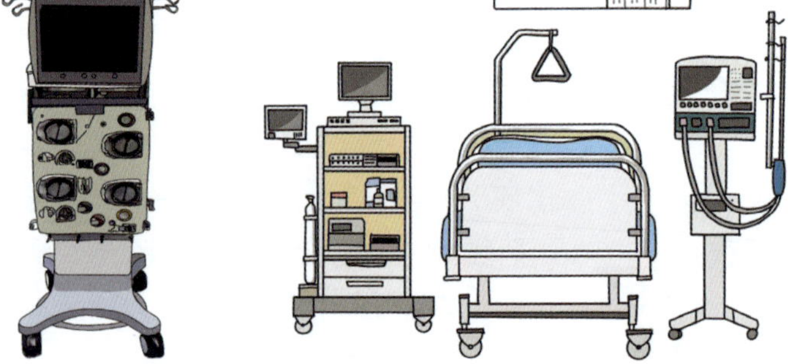